眼見為憑

從眼睛到大腦，從感知到思考，
探索「看見」的奧祕

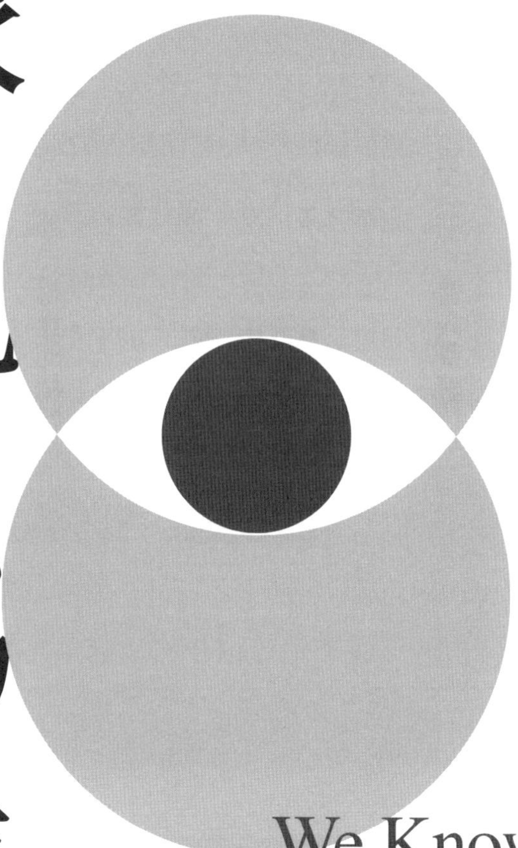

by
Richard Masland

We Know It When We See It

What the Neurobiology of Vision Tells Us About How We Think

理查・馬斯蘭——著　鄧子衿——譯

目次

前言

這本書談的是我們如何看到東西。哲學家思索這個問題很久了，但是從現代的標準來看，他們的概念大都是：眼睛就像是照相機。這個想法實在太過天真，視覺範圍要比這個概念廣多了。認出朋友的臉對我們來說是再自然也不過的事情，自然到古代人甚至不認為這是個問題，不過實際上一點都不簡單。要了解視覺，你必須要了解許多眼睛功能之外的事情，還要知道腦部了解外在世界的方式。

矛盾的是，腦部運作的速度相當慢，現代電腦的運算速度要比神經元和突觸的速度快上百萬倍，但是在許多感知能力上完全不是腦的對手。你能夠在人潮擁擠的遊樂場中瞬間認出自己的孩子，腦部是怎麼辦到這一點的？一片光影、空氣中的震動、皮膚上壓力的改變，這些平淡的刺激，腦部是如何賦予意義的？對此我們只能稍窺堂奧，但是所見到的已經讓人驚奇。

我從二十五歲起成為神經科學家，當時這個領域還沒有正式成立，我現在依然和那時候一樣注意這個領域的發展。我看到我們對於這方面的知識逐漸演進，我也盛逢其會。這本書的基本主題是「視覺的運作方式」，會從視網膜一路談到顳葉深處的高等視覺中心。我也會帶領你進行一場科學旅程，看看神經科學在實驗室工作檯上進行研究的模樣，而不是如談話節目那樣膚淺。所以在書中我會提到實驗室的場景，同時描述一些科學家。

我們將會一步步了解視覺。你會知道你看到的世界，並不是世界的真實模樣：世界的影像在你的視網膜中先分成片段，然後經由不同的路線傳遞到腦中，每條路線中的資訊都讓腦知道那個影像中某些小小的特定元素。你將會知道視網膜中的神經元如何完成這個「再編碼」（recoding）的過程，以及這樣做的原因。我們會跟著這些訊息進入腦部，那裡是打造視覺的場所。

腦部有許多神祕之處，但是對於腦部的運作方式，我們有一個重要的看法：腦並不像是電話系統那樣有固定的「點對點」連結，而是由許多神經元彼此聚集在一起，像是蜘蛛網那般成為神經網絡。現在提到神經網絡，很多人會想到電腦，不過事實上那是半個世紀前具有遠見的加拿大神經科學家唐納・赫柏（Donald Hebb）所提出的概念，幾年後電腦科學家採用了這個概念。接下來的幾十年中，神經網絡的概念曾經走紅過，也曾沒落過，更進步的電腦讓電腦學家建立了機器學習（machine learning）這個領域，該領域更有名的稱呼是「人工智慧」（artificial intelligence, AI）。電腦科學家指出電腦神經網絡可以學會許多厲害的能力，使得神經科學家再次研究腦中的神經網絡。現在神經科學和電腦科學是堅定的同盟，彼此緊密交流。

腦部利用神經網絡詮釋這個世界？腦部是以「機器學習」的方式運作的嗎？答案似乎是肯定的，而且做得要比電腦好多了。不可否認，電腦的能力的確讓人矚目，不只會下西洋棋，還能進行其他複雜的工作，但是一般來說，人工智慧電腦只會一樣把戲。就算是最簡單的工作，需要的硬體也非常龐大，同時消耗大量能源。相較之下，人類的腦小多了，能夠從事許多工作，所需要的能源不過是點亮夜間閱讀燈的程度而已。從這個角度看，電腦是糟糕的腦，有一種研究方向便是讓電腦更像是人腦。

赫柏在很久以前就想到了機器學習的關鍵點：連接線路固定的神經網絡，功能有限。重點在於在神經網絡中（或是在電腦模擬出的「神經元」），神經元之間的連結點是突觸（synapse），突觸可以依據經驗修改，這種彈性不限於感覺系統，而是普遍存在於腦中。這種彈性讓腦部可能從損傷中復原，同時讓額外的資源重新分配到特別重要的任務上。在視覺中，腦中的神經網絡能夠藉由之前看到時習得的知識，學到預期周圍世界中的物體是什麼，好和來自視網膜的原始訊息互補。簡單來說，這代表了視覺感知的內容並不是單純反映出所看到的景象，而是需要學習的。腦部的神經網絡看到了某些特徵組合時，會辨認出來。

這種特性對於我們研究感覺經驗、思考和情緒，會有什麼影響？我們不知道詳細的答案，但是能知道最終可能的答案。清楚且可實證的科學會帶領我們找到入口。我將帶領大家加入這個過程，抵達感覺經驗轉變成為知覺和思考的轉換點。

最後，在這個旅程中，「你」在哪裡？談論腦部這件事情時，從外面來看簡單，但是藉由眼睛觀察到腦中的那個人，會是什麼模樣呢？關於這點，科學方面的研究才剛開始，到最後，我們必定會遇到意識與自我本質的問題，現在還沒有答案，但是這個問題的輪廓已經愈來愈清晰了。

第一部

視覺的開始

一九六〇年代，賈克．貝克（Jacob Beck）這位優秀的教師在大學中開了一門課，名稱很簡單，叫做「知覺」（Perception）。哈佛大學為了紀念該校死於南北戰爭的人，在十九世紀建了一座高大的褐砂岩建築「紀念堂」（Memorial Hall），「知覺」這門課便是在紀念堂某個角落的教室中進行的。教室裡面地板傾斜，大約有百來張棕色的木製桌子，經歷了百餘年而染上黃色光澤。桌子對面的牆上掛著一張長黑板，左側則有一排透光的窗戶，幾盞吊著的白熾燈泡為這個教室帶來柔和的黃色色調，大約三十到四十個學生散坐在教室中。

這堂課的名稱很直接，貝克也是一位直接的教師。他上課的時候和藹可親，但是並未特別想要吸引學生，他的主要任務是以清晰有條理的方式呈現上課內容。他使用仔細整理過的筆記，並且不會離題。每堂課前幾分鐘，他會複習上一堂課中的主要問題。

貝克上課不需要表演，課程內容就夠吸引人的了。我得說清楚，他教我們的都是基礎內容：壓迫皮膚使得神經末梢的形狀產生變化，神經傳遞訊息到脊髓，抵達腦部。有些皮膚受器傳遞輕輕觸摸的感覺，有些傳遞熱，有些傳遞東西在皮膚上面移動的感覺，例如你在森林裡時有毒的蟲掉落到你的手臂上。這些事情本身就很有趣了，其中最有趣的事情是辨識物體，這是貝克在對滿教室十九歲的學生上課時提出的最大挑戰。

從一方面來看，這個感覺的問題，牽涉到眼睛運作的方式，以及如何把訊息傳遞到腦部。但是這也牽涉到知覺這個重大的問題：思考、記憶，以及意識的本質。我們能夠研究的是感覺傳遞的路徑，可以記錄到感覺路徑上的電訊號。我們能夠研究神經元以便知道神經元所看到的內容。現在我們對於感覺訊息處理的方式了解得更深入，知道這些訊息如何一站一站傳遞下去，因此可以開始研究更大的問題，對於某些相關的知識也很有把握，現在正要開始了解腦部哪些部位負責處理訊息。不過一步步了解視覺，能帶領我們窺見其中深邃的奧祕。

第一章
知覺的奇妙之處

不是提琴形
裸體剪影或是瓶子形
西洋梨什麼都不像

西洋梨是黃色的
有著曲線
底下膨大
帶點紅色

——華萊士．史蒂文斯（Wallace Stevens）

看看下頁這三張臉的照片，雖然照片有點模糊，對比也不強，但是你能夠清楚地分辨出來。右邊的女性臉有點圓，左邊的男孩下巴尖。如果他們是你的兒子、女兒、朋友或母親，你可以在各種不同的場合認出來。就算他們穿著普通的服裝，沒有化妝也可以。你可以從正面或側一個角度認出他們，不論光線明亮或是暗淡，距離是遠是近，他們的表情是快樂、悲傷、歡笑或是沉默，都沒有問題。

在這種種不同的狀況下，你是**怎麼**認出他們的呢？在每種狀況中，落在視網膜上的真實影像，從物理的角度來說是完全不一樣的。但是你的腦部能夠調整視覺，不論是影像大小、光線明暗，或是喜怒哀樂。在視網膜上接收到臉部變化物理性刺激的組合方式，近乎無限多種。但是你幾乎馬上就可以辨認出熟悉的臉孔，不費半分力氣。你不但能夠分辨出這三張照片中的臉孔，還能夠分出數百或是數千張臉。腦部也不過是遵循物理原則的機器，和其他機器沒有多少不同，卻能夠漂亮地執行這種任務！

來思索一個比較簡單的問題，可以讓你知道這個任務有多困難。想像你要設計一個能夠辨認字母A的電腦程式，一臺現代的電腦可能輕鬆辦到，對吧？但是相較於人腦，電腦簡直快

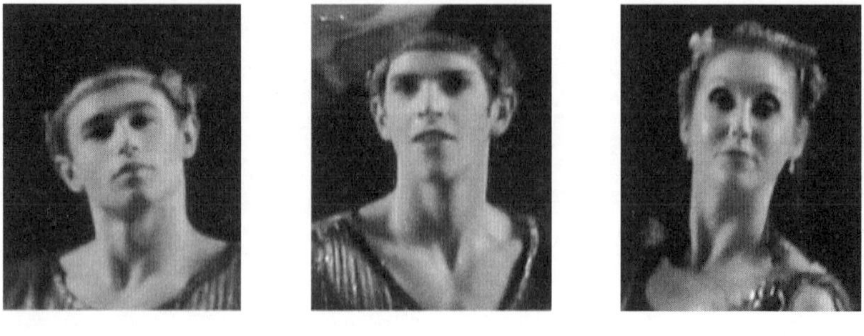

得就像在作弊。

解決方式似乎很明顯：在電腦（或是你的腦）中某處有一個字母A的模板，然後電腦（或是你的腦）可以用一個A和那個模板加以比對。但是如果這個A的大小和模板不同該怎麼辦？電腦（或是你的腦）可能會認為那兩個字母並不相同。

那麼讓電腦測試不同大小的A字母模板，就可以解決這個問題了吧。

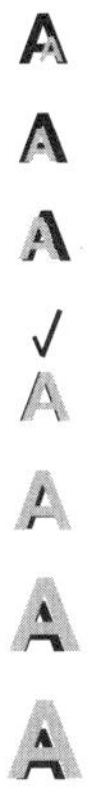

這當然可以解決問題。不過現在如果測試的A字母有點傾斜A＋A→A，就比對不上了，不論電腦認為兩個字母大小有多相近，都比對不上。

好吧，那麼讓電腦能夠比對所有的大小和角度。如果電腦的運算速度很快，這的確有可能辦得到。但是到頭來，字母可以產生的變化實在太多了：線條粗細、顏色、字型等，然後這些變化彼此還會結合在一起，電腦要比對所有可能的大小、乘上所有可能的角度、乘上所有可能的字型、乘上所有的顏色等。這樣相乘出來的數字會大到造成實際運作上的困難，搞得那麼麻煩，就是為了一個字母而已。

臉的變化種類幾乎不可計數。皺眉或微笑的臉、陰暗或明亮的臉、正面或側面的臉。腦中的組成單位（神經元和突觸）和電腦相比，運算速度非常慢。人類腦中的神經元要把基本訊息傳過突觸到其他的神經元，需要千分之一秒，在這樣的時間中，現代夠快的電腦可以完成百萬次運算，就是因為這種超人的速度，我才會說電腦作弊，一般的生物器官不可能辦得到。假設電腦每次比對的時候要進行一百次運算，那麼在腦中一個神經衝動跨過突觸的時間中，電腦便進行了十萬次比對，這還沒有把訊息在連結神經元的神經纖維上傳輸的時間算進來。如果用同樣的方式與電腦比較，我們老舊的人腦要花好幾分鐘才能認出一張熟悉的臉。換句話說，進行大量猜想並不適合腦。

還可以從聽覺舉出不同的例子，[1]這個問題稱為「語音切割」（segmentation）。如果我告訴你「這隻狗是藍色的」（The dog is blue）。你通常會聽到印在前面的那行字，但是一般說話的時候，每個字之間並沒有空格。自然狀況下這個句子的聲音在the、dog、is、blue之間沒有空格（除非是刻意加上空格）。從物理的角度來看，這個句子是一個有長度的聲音。我們一生都在說英語的人（或是使用其他語言的人），腦部必須把這段長聲音切分成字，才能夠讓句子的意義呈現出來。

這裡的狀況也是一樣，腦部實際上不可能使用聲音模板來比對，那得要有多少聲音模板才行？當然遠超過字典中收錄的詞彙。這裡還沒有把口音差異、說話速度不同、背景噪音和其他因素考量在內。因此腦部並非使用模板來了解一連串聲音的意義。

這些我們每天輕鬆完成的事情，其實是個深奧的謎團，這個謎團有個名稱：「物體辨認」（object recognition）。我們會認為這是和感覺經驗有關的問題，但其實和記憶的關聯更為密切：物體辨認是把目前受到的刺激和之前記憶中的某個物體加以比對。研究物體辨認的運作方式，是極度艱難的技術挑戰，是感覺神經生物學中的聖母峰。

1　一條視神經中約有百萬根神經纖維，聽覺神經中大約只有三萬根。這兩種感覺代表不同的面向。視覺所呈現最重要的內容是空間，輸入的訊息來自於整個視網膜。聽覺呈現的是時間，聲波是依照時間順序抵達耳朵的。有趣的是，聽覺系統對於時間的解析度要遠遠高於視覺系統。不過兩者都有「片段化」的問題：視覺需要把物體從雜亂的背景中分離出來，聽覺需要把前後的聲音區分開來。

第二章
對腦唱歌的神經元

你從研究特殊的現象得到普遍的知識。

——史蒂芬・庫夫勒（Stephen Kuffler）

我之前提到，這個世界的真實模樣不是你認為自己所看到的樣子。真實世界的模樣受到你的視網膜所扭曲，分成數十個不同的訊號，傳到腦部。視網膜會把視覺影像分解成最容易區別出來的組成成分，經由各自獨立的途徑送到腦部，視覺中其他成分會受到忽視，當成背景雜訊。這種「精簡化」（stripped-down）的訊息傳遞方式，為的是經濟，之後還會經常提到。這不是演化在自得其樂，而是所有知覺的基本原則之一。

要了解這種狀況是怎麼發生的，我們得從基本概念開始。

單一個神經元

神經元並不是什麼複雜的東西，是有形狀的實體。雖然神經元很小，不過我們了解它的組成成分。神經元具備一般動物細胞的構造，還有幾個獨特的特徵。但是當把數百萬個神經元放在一起的時候，厲害的地方就出現了：辨認朋友、聽貝多芬的音樂、單手接到三十碼外的前進傳球。

神經元就像脊椎動物其他的細胞那樣，裡面是一袋水，這袋水由一層薄薄又具有流動性的膜包裹著，和外面的水隔開，在下圖中細胞的內部空間是黑色的。有些神經元接近圓形，像是小孩子玩的氣球。有些神經元的構造就複雜多了，外型也不固定。還有一些神經元具備了奇特又複雜的構造。許多神經元看起來像是骨架，如同冬天葉子掉光的樹木，大大小小的樹枝連結到或近或遠的其他神經元。神經元的形狀不論有多奇怪，都是一個由膜包裹起來的空間，那些細長的樹枝如同有分枝的彎曲吸管，是封閉起來的細長空間。

細胞膜是什麼？細胞膜由各種脂質構成。由於脂肪和水彼此無法混合，細胞膜像是肥皂泡泡那樣隔開了細胞內外空間。細胞膜本身並沒有多少功用，在實驗室中可以做出只有細胞

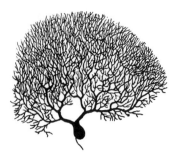

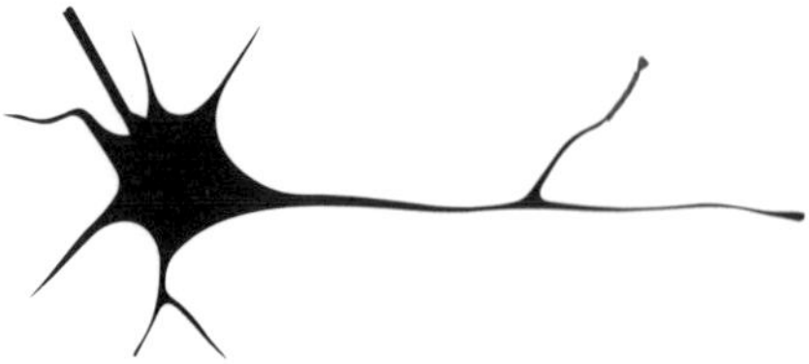

膜的人工細胞，這種細胞只能在那兒什麼都不做。真實的細胞膜上插了各式各樣奇特的小機器，各自負擔特殊的任務。舉例來說，細胞膜上面的蛋白質能夠偵測從外界撞過來的分子，然後打開連通細胞內外的通道，讓帶電離子藉由這個通道進出。這是神經衝動的基本程序。

雖然神經有很多驚人的功用，不過主要的功用是和其他的神經元連通訊息，這也是神經元和其他細胞最大的差別。在絕大多數的狀況中，神經元傳遞訊息的方式是送出一陣短暫的電活動，稱為「脈衝」（spike）。脈衝可以傳得近，也能傳得遠。神經元和其神經元交談，我們會說是「發出神經脈衝」（conduct nerve impulse），有些神經元只能和周圍有限的神經交談。這種稱為神經元間（interneurons，區域迴路中的神經元）訊息傳遞的距離大約只有十微米（相當於百分之一毫米）。另一方面，有些脈衝能夠從腦一路傳遞到脊髓尾端，例如你想要扭一下大腳趾的時候；方向也可以反過來，例如你踢到磚頭的時候。

脈衝不像是在電線中流動的電流，而是更為複雜的生物活動，需要細胞膜的積極參與。在細胞膜上有特殊的蛋白質，能夠引導帶電離子進出細胞，在細胞膜內外反覆進出。因此和電線中的電流相比，脈衝傳遞的速度慢多了。沿著軸突（axon）傳遞的神經脈衝速度，依照軸突的種類而定，範圍約為每秒十到一百公尺之間。電線中電流的速度約為每秒三億公尺。從這樣的比較來看，傳導速度緩慢嚴重影響了人腦的計算速度，也因此人腦不能使用暴力計算與呆板的策略來解決問題。

在軸突端會有突觸。神經元之間有空隙，可以藉由突觸這種構造傳遞訊息。神經元的電訊號傳到突觸時，會轉變成化學訊號，突觸中的特殊構造，讓脈衝能夠引發化合物的釋放，突觸後面的神經元可以偵測到這些化合物。這些化合物稱為神經傳遞物（neurotransmitter），你經常在新聞中聽到這個詞。神經傳遞物有很多種類，在腦中的不同部位負擔了不同的功能。神經傳遞物的釋放過程牽涉到許多步驟，我們可以藉此操控腦部功能，達到醫療或是娛樂的目的。[1]尼古丁（nicotine）作用於突觸上，抗精神病藥物和控制癲癇藥物也是。讓人平靜的煩寧（Valium）與讓人快樂的百憂解（Prozac）亦然。

一個神經元釋放出來的神經傳遞物，能夠讓另一個神經元更為興奮或更為沉寂（在實際的狀況中，一個神經元很少只接收到一個刺激，但是我們目前就先這樣假設），第二個神經元會綜合所接受到的所有刺激。如果在短時間中有夠多的脈衝抵達這個神經元，便會引發出這個神經元的「動作電位」（action potential）。動作電位會在第二個神經元中散播，刺激或是抑制第三個神經元，如此傳遞下去。

描述到這裡，我們看到了神經元的第二項大工作：決定哪些輸入的訊號能夠傳遞到下一個神經元，哪些不能。它們只是單純地把所有接收到的訊號加總在一起便做出決定。這個說法有點簡化了，因為神經元收到的訊號各式各樣，在這裡舉一個簡單的例子：神經元把外來的刺激訊號減去抑制訊號即可。在神經科學中，光是研究這個過程就已經自成一個領域，我有些最聰明的同行花了一生在找出突觸許多種優雅的傳遞訊息方式。

不過我們在這裡考量神經元最簡單的模式，就是等著輸入的訊號，如果這些輸入訊號強到某種程度，就會發出一個動作電位。但是光是把訊號從一個神經元送到另一個神經元，並不能夠讓腦真正的成為腦。要把神經元訊息傳遞加上神經元的決策，才能夠讓腦像是個腦。我在這裡簡化的目的是要說明知覺，因此我們只需要了解幾件事情就夠了。最重要的事情是，動作電位所到之處，都會發生電位改變（也就是脈衝）。這在之後的說明中很重要，因為我們能夠利用細長的微電極偷聽脈衝訊號。

感覺神經元傳遞訊息的方式

之前提到，神經元傳遞訊息的距離可長可短。在長頸鹿體內，控制步行的神經元可以長達兩公尺半，從腦部延伸到脊髓末端。不過除了少數例外，傳訊的方式都相同：細胞表面某

1 有些神經傳遞物會刺激突觸後神經元，有些則是抑制。有些動作得非常快（數毫秒），有些很慢（數秒到數十秒）。許多（並非全部）狀況下，一個神經元只含有一種神經傳遞物。由於各個種類的神經元和其他神經元連結時會有數千種模式，再加上各式各樣的神經傳遞物，使得腦部能夠完成的運算非常多樣。

處受到了刺激，因而產生動作電位，散播到整個神經元。

所有用於偵測外在世界的神經元，不論是通過觸覺、聽覺、視覺或是嗅覺，做的事情基本上都一樣：神經元偵測到世界上的某一個事件，傳遞出相關的訊息，有的中間經過一、兩個神經元接力，把訊息傳到大腦。但是神經元做這件事的方式有很大的不同，會因事件而有差異，同時也會依事件的物理特性不同而改變。

用觸覺來當例子。觸覺感覺源自於皮膚受到壓力而產生的形狀改變。可能是手指戳到腕部，或是蚊子輕輕地走動好找到柔軟的部位吸血，或是突然撞到堅硬的物體。這些造成皮膚改變的壓力，不論是大是小，位於皮膚表面下方的神經末梢會偵測到，每個末梢都是神經元的一部分。

在下面這個觸覺傳遞路線圖中，有兩個神經元，虛線包圍的區域代表屬於接受域（receptive field）的那一片皮膚，訊息從左往右傳遞。第一個神經元伸出一個很長的纖維（軸突）抵達皮膚，末端有許多小分枝，軸突另一端伸到脊髓。如果蚊子停到你手臂上，蚊子的腳也會輕輕地壓在神經末梢頂端的皮膚上，這種壓力傳遞到神

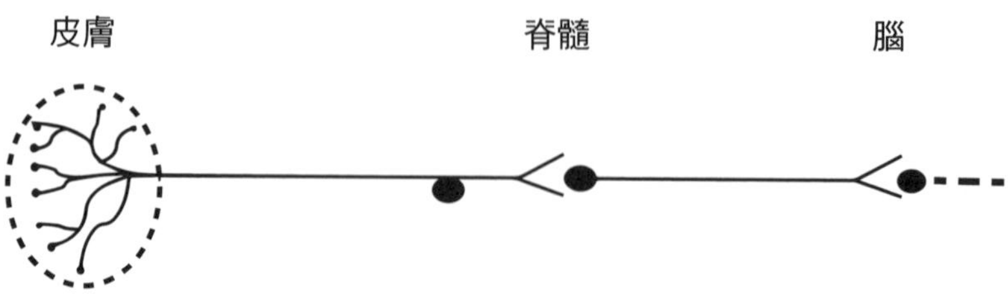

經元上，引發了一個神經衝動，衝動沿著軸突傳遞，經過細胞，再傳到另一端的突觸（在圖中用分岔的線表示），這個突觸連接到的是脊髓中另一個神經元，後面這個神經元伸出的軸突會抵達腦部（還有其他連接到腦部的路徑，這只是最簡單的一種）。

觸覺神經元分枝能夠偵測皮膚表面出現了凹陷，是因為具備了機械敏感性離子通道（mechanosensitive ion channel）。它是位於細胞膜上的蛋白質，如果形狀改變了，會讓細胞外的陽離子從通道中通過，進入神經末梢中。陽離子的流動能夠刺激神經末梢，當刺激高到某個閾值，末梢便會發出動作電位。這些動作電位經由皮膚感覺神經（軸突），往上傳遞，通過細胞體之後，抵達脊髓中的集合位置，軸突會在那裡遇到第二個神經元，後者把訊息傳遞到腦部，由腦部詮釋。要注意到這裡皮膚感覺神經傳遞的訊息告訴了神經系統三件事情：有東西接觸到了皮膚、位置在右手腕上方、那個東西很輕。

首先是「位置」，這很簡單。一個感覺神經元的末梢所分布的皮膚範圍有限。範圍可能很小，例如手部或嘴唇，也可以很大，像是背部。腦知道每個神經元負責的接受域，也就知道了皮膚哪裡受到了刺激。[2]如果刺激到指尖之類的部位，那裡分布了很多細小的神經末

2 事實上，腦部表面有一個關於身體表面的完整圖譜，也就是身體部位會呈現在腦中某個部位。當腦中「拇指」部位活躍起來時，腦部會知道拇指受到了刺激。

梢，腦就會更精確地知道細微刺激產生的位置，背部只有一些大的神經末梢，就沒有這麼精確了。

我在說明頁二四那張圖的時候，使用了一個學術術語描述了那個用虛線包圍起來的區域：將感覺軸突神經分枝末梢所覆蓋的區域，稱為該細胞的「接受域」。接受域是皮膚上的一塊特定區域，能夠讓某一個感覺軸突興奮起來。之後在談論視覺的時候，也會使用相同的詞，那時的接受域是視網膜中的一塊區域，能夠讓某一個視覺神經元興奮起來，這個神經元可以存在視網膜中，或是存在後面的視覺神經系統中。

接下來是「輕重」的問題：刺激有多輕或是多重。皮膚感覺神經要怎麼知道呢？所有的感覺軸突，不論是擔當觸覺、聽覺、視覺還是味覺，都以特定頻率的動作電位和腦部溝通。比較輕的壓力只產生一些動作電位，比較強的壓力會比較快速地產生動作電位。這樣腦部（或是研究人員）可以藉由發出的速度判定刺激有多強。

許多科學家（包括我）在論文中寫下推論：動作電位**模式**中的細節，可能包含了其他資訊，就像是用摩斯密碼傳遞訊息。[3]舉例來說，這個模式可能通知腦特定軸突上用來傳遞訊息的是哪一種受體（見下一段的敘述）。當然脈衝的模式會影響腦的反應，我們知道間隔很小的動作電位（脈衝）對於突觸後細胞（postsynaptic cell）的刺激更強，間隔大的脈衝刺激力道就比較弱了。但是還沒有人提出已經得到確認實驗結果的編碼方式。

更有趣的問題是「什麼」對皮膚產生了壓力。腦想要知道「什麼東西觸碰到了手腕」。並非所有觸感都是相同的。觸覺神經元有好幾種，各自負責觸覺的不同面向。有一種觸覺受體對於皮膚表面上輕輕的觸碰反應敏銳，而且只要輕輕接觸皮膚的東西一直接觸皮膚，就會持續傳遞訊息到腦部。另一種受體只會對於相當強大的壓力起反應，而且只在觸感改變時（一開始有壓力，或是壓力結束）反應。現在我們知道有十幾種主要觸覺神經元，在神經學家的辦公室中，可以個別測試這些神經元：神經學家會比較你對針刺的敏感程度，和對音叉震動的敏感程度。

有趣的是，皮膚受器之間的許多差異，不在於神經元基本上有什麼不同，而是包裹神經末梢的結構不同。個別的感覺神經元末稍受到特別的細胞結構所包圍，使得感覺神經元對於不同的觸摸起反應。小鼓棒（snare drumstick）和低音鼓棒（bass drumstick）都是很基本的鼓棒，想想看兩者的差異：前者的末端只有一個小木球，後者末端包裹上了厚厚的毛墊，兩者敲打在鼓膜上時發出的聲音不同。除此之外，不同的受器上有不同的離子通道，使得觸覺受器的種類更為豐富，這是讓人見識到演化精巧的實際範例。但在本書中，這些都不重要。重要的是，不同的神經元會對應到世界對於身體不同種類的影響：有些對跳到身上的跳蚤有

---

3 舉例來說，模式類似於摩斯密碼中字母 A 的脈衝活動，可以告訴腦部這一條神經纖維很快地適應了觸摸。

反應，有的要受到一拳重擊才有反應，當然還有許多位於兩個極端之間的種類。在絕大多數的狀況中，送到腦中的訊號來自多種不同的神經元，就如同某位專家所寫的：「每種（感覺神經元）就像是交響樂團中個別的樂器，會傳送作用於皮膚上力量的某種特徵，加總起來成為神經衝動的交響樂，由腦部轉譯成觸覺。」[4]

所有的感覺系統都是依照這個原則運作的。味覺由味蕾的種類區分為五種：甜、酸、鹹、苦、甘（由某些胺基酸刺激出的複雜味覺）。嗅覺更厲害，有數百種受器，每種都對某個特別的揮發性分子起反應，因此品酒師光從氣味就能夠區別數百種葡萄酒（可惜我不行），以及某種特殊的香水會讓你想到某位舊情人。

視覺和觸覺有什麼相似的？

我詳細說明了那麼多觸覺運作的細節，是因為觸覺和視覺的基本運作原理是相似的。所有的神經元運作的主要方式都相同。視覺和觸覺最後傳遞到腦部的訊息，都來自於一片感覺細胞：皮膚或視網膜，也都有很多不同的感覺受器參與其中。在這兩種感覺中，單一個神經元運作所告知腦部的是一些非常特殊的訊息，每個觸覺神經元和視覺神經元也只負責了很小的接受域。不過在視覺中，我們更清楚腦中處理接收訊息的結構，因此更了解腦部如何詮釋來自視網膜的訊息交響曲。

我們剛才看到了伸入皮膚的個別神經元，告訴腦部皮膚所觸碰到的物體有哪些特性。同樣的原理也是視覺運作的基礎：視神經中每條纖維只報告腦部一小片區域收到的訊息，以及你面前景象的某個特點。

視網膜像是在你的手機、照相機或是電子錶中的微處理器，含有許多種不同神經元，這個部分我們之後會再詳細說明。現在我們聚焦在視網膜的訊息輸出，那是由能夠長距離傳遞訊息的視網膜節細胞（retinal ganglion cell）所負責，它們類似於伸到脊髓中的觸覺神經元。人類的一個視網膜中，大約含有一百萬個視網膜節細胞，這些細胞會一起把來自於數種內視網膜神經元（internal retinal neuron）的訊息收集起來，傳到腦部。視網膜節細胞的軸突束在一起，組成了視神經。

最早詳細研究視網膜節細胞的科學家，是匈牙利裔美國人史蒂芬・庫夫勒（Stephen Kuffler），他本來有別的研究主題（突觸傳遞訊息的機制），但是大約在第二次世界大戰時期，他移民了，在美國約翰霍普金斯大學眼科學系找到教職。部分出自於感激大學收留之情，他開始進行在當時尚在基礎階段的視覺研究。

---

4 David Ginty. See Zimmerman, A., Bai, L., & Ginty, D. D. (2014). The gentle touch receptors of mammalian skin. Science, 346, 950–954. Abraira, V. E., & Ginty, D. D. (2013). The sensory neurons of touch. *Neuron, 79* (4), 618–639.

約在一九五〇年，庫夫勒記錄到深度麻醉貓咪眼中單一個視網膜節細胞發出的電活動。他把微電極刺入眼睛中，接觸到視網膜節細胞後，就用小光點刺激視網膜的表面，以研究這時該節細胞形成的衝動。那個光點得非常小，才能夠像是真實世界中的某個物體在視網膜上形成的影像。影像抵達了視網膜之後，會縮得非常小。舉例來說，我伸直手臂看到的拇指指甲，在我的視網膜上形成的影像只有零點四毫米寬。

庫夫勒觀察到，由視網膜節細胞所傳遞出來的訊息，很像是由皮膚感覺神經元傳遞出的觸覺訊息。每個視網膜節細胞負責視網膜上一小片區域，也就是接受域。貓眼中最小的接受域，寬度大約只有四十微米，也就是零點零四毫米。我們並不知道人類眼睛中個別接受域的大小，因為我們沒有醫學理由要去記錄某人視網膜節細胞的活動，間接證據指出人類最小的接受域大小約為十微米。有一位諾貝爾獎得主計算出，十微米的接受域相當於在約一百六十七公尺外看到一個硬幣，我覺得自己無法看到一百多公尺外的硬幣，或許諾貝爾獎得主的視力比其他人要好得多吧。不論如何，我們可以把這些接受域想像成螢幕上的像素，視網膜節細胞排列得愈密集，視力就更敏銳。

回顧歷史

在神經科學發展的初期階段，大約是從一九四五年到一九八〇年，最厲害的研究主要是靠記錄神經電訊號做出來的，其中包括從頭皮記錄腦波（腦電圖），這只能遠遠地探知腦中的電活動。穿入腦中的細電線，得到的是單一神經元的活動。在當時，記錄腦的電活動是最值得進行的研究（現在生命科學中位於樞紐地位的是分子遺傳學，但當時大部分的生物化學和遺傳工程技術都還沒有發明出來）。

不用多說，從單一個神經元得到的電訊號相當微弱，很容易受到其他電磁波的干擾，包括警用無線電、電視和醫用呼叫器的電磁波，所以我們通常在「電籠」中進行實驗，用金屬網子罩住受試的人類或是動物，以隔絕不必要的訊號。

更基本的方式是用些堅固扎實的東西把雜訊來源和記錄電活動的地點分隔開來，例如幾公尺寬的土。有好些實驗室就位於地下室，或是直接把銅網鑲在牆壁中（工具愈來愈進步，而且科學家有興趣的研究對象也改變了，我們現在記錄比較強的訊號，儀器也更敏銳，不再需要採取額外的措施了）。

以往一個典型的實驗室中約有三到四個研究團隊，各由獨立的領導者帶領。每個研究團隊大概使用三到四個房間，其中的工作人員有領導者（教授），以及三到四位博士後研究員和技術人員，教授的小辦公室會塞在房間角落，另外有一個房間有書桌供博士後研究員使用，有的書桌就緊鄰著儀器。動物區通常位於大廳下的地下室。初次抵達的訪客會聞到小動物刺鼻的氣味。幸好這味道會逐漸消失，幾個星期以後你就聞不到了。那些小鼠或是兔子，還有牠們的墊草與糞便之類的全都還在，只是你的嗅覺系統過了一陣子後就聞不到那些味道了，這是感覺「習慣化」（habituation）帶來的恩賜。

那些在電影中出現的閃閃發亮燒杯、三角瓶之類的東西，在這些實驗室中並不顯眼。你一眼會看到的是電子儀器：堆疊起來的放大器、喇叭、錄音器材和電源供應器等。如果實驗室運氣好的能裝一臺電腦，那臺電腦有冰箱大小，但是計算能力比不上我現在使用的智慧型手機，輸出和輸入還只能使用機器語言，需要由技術專員設定程式，編碼方式和使用〇與一的二進位編碼相去不遠。實驗室中飄蕩著動物、酒精、乙醚的氣味，和新電線與發熱金屬的氣味混合在一起。風扇持續轉動，好為儀器降溫。

我們的儀器很貴重，發出綠色螢光的陰極射線示波器（cathode ray oscilloscope）是現在電腦螢幕的前身，我們用錄影機拍下示波器的螢幕變化。示波器要仔細調校，裡面的零件包括了真空管，就像是老式收音機。我早上的第一件工作便是開啟示波器電源熱機，之後做實驗時才好用。我在一九七〇年代建立實驗室時，示波器要價兩千五百元，現在只要五百元，品質還更好。

史蒂芬．庫夫勒

庫夫勒是生物神經科學界的先驅，他協助創立了這個領域。庫夫勒不只能夠寫出優雅的論文，教授精采的課程，個人也充滿魅力，不過他對這個領域最大的幫助在挑選學生和同事時別具慧眼，那些人後來成為全國神經科學界的中堅分子。認識庫夫勒的人都尊敬他。不論是儀器廠的技師、祕書、科學界的菁英，全部都喜歡庫夫勒。[5]

庫夫勒的身材瘦小，像是個小妖精，除非你知道他熱愛網球，否則無法想像他在年輕時曾經在網球比賽中得到冠軍。他在一九一三年出生於匈牙利自家宅邸中。在自傳中庫夫勒說那是個「農莊」，但是其他人的描述是豪宅，大到足以容納幾乎全村的人。他有個快樂的童年，但是在一九一九年共產黨短暫興起，全家不得不從匈牙利移居到奧地利。他一開始在天主教寄宿學校中受教育，接著上醫學院。之後厄運降臨，他的父親蒙受了巨大的財物損失，不久之後便去世了，將近二十歲的庫夫勒只好靠自己。他在一九三七年從醫學院畢業，但是又得逃難了，因為德國將要入侵奧地利，這時他走上來時路，從奧地利回到匈牙利。

他後來取道義大利北部的港（Trieste），前往倫敦，不過他在英國無法執業，只得再次遷居，這次是到澳洲。他在澳洲見到了約翰・埃克爾斯（John Eccles）與伯納德・卡茨（Bernard Katz）這兩位未來的神經生物學界巨擘，開始科學家生涯。在一九三九年到一九四

5　關於庫夫勒的故事來自於作者自己的經歷和紀念文集：McMahan, U. J. (1990). *Steve: Remembrances of Stephen W. Kuffler*. Sunderland, MA: Sinauer.

四年戰況緊張這段時間，他們三人發現了神經傳導和突觸運作的基本原理。

由於行政部門的失誤，使得這段精采的時光結束，這三位科學家離開了澳洲。庫夫勒帶著新婚的澳洲太太到美國芝加哥，之前他的名聲已經在美國逐漸傳開了。短暫待了幾個地方之後，他最後落腳於哈佛大學，並且在該校成立了神經生物學系，如果那不是最早成立的神經科學學系，也是頭幾個。當時這個領域還不存在，神經科學學會（Society for Neuroscience）也還沒有成立（我在該學會的編號是○○○六四，真正的骨灰級會員）。他主持的學系很快成為北美洲首屈一指的神經科學研究單位。起初他們收的學生很少，讓整個學系有著家庭氣氛，這也成為了該系著名的特色。我在庫夫勒成立了神經生物學系後，在該系當了兩年的訪問學者。

該系的研究水準非常高，他們是菁英（並不是說他們自傲），而且不負盛名。就某方面來說，這相當於肯恩．克西（Ken Kesey）「神奇巴士」的科學版。如果你是這個家族的一員，你就會乘上巴士。如果你不是，他們也會讓你知道。

巴士裡是優異的科學研究環境。科學家的人數逐漸增加，全都樂在其中。庫夫勒本人打從心底喜歡惡作劇，是哈佛大學中思想行為最新奇的人物之一。他系上的人是神經科學界的「快樂搗蛋者」（Merry Pranksters），融合了嚴格、紀律、謹慎、苛求和嬉戲的一群奇特人物。專題討論會時要有趣，你要舉重若輕地報告完美內容，同時要帶有幽默感。

系上的人會一起吃午餐，個人或是整群實驗室的人會在做實驗的空檔進出餐廳。有個重要的習慣是午餐專題討論會。當時該系的名聲愈來愈響，許多人前來波士頓拜訪，慣例要邀請他們發表專題演說。但是訪客實在太多了，沒有辦法一一安排時間，到頭來在吃午餐的時候演說成了解決方案，唯一要做的事情就是把演講者的名字寫在餐廳門上月曆的某日格子裡，沒有其他的正式宣布方式，也沒有正式的邀請。對演講者沒有正式的審查，完全由邀請者負責，但是這樣就足以控制演講者的水準了：如果你邀了沒水準的演講者，就會丟臉。更糟糕的是你邀請來的演講者會在公開場合被剝下一層皮。

我在這些午餐場合中聽過一個極為傑出的研究成果。每週兩、三次的演講讓人清楚知道在我們實驗室之外的研究進展。從實際面來說，這個制度讓我們保持競爭力：我們能夠非常快速知道每項新的進展，通常都在論文發表之前。我們非常接近領先地位，並且以此為傲。

這個系的大門並非不對外人開放（在當時的大學這樣做是不近人情的），實情卻相反。沒有哪個門是鎖住的，但是不歡迎系外的科學家來演講，或是到餐廳吃午餐。如果哪個人蠢到進來了，會受到冷漠對待。本系以外的人（包括哈佛大學的其他科學家）對於受到的冷漠對待，自然忿忿不平，特別是他們可以從玻璃窗外看到整個神經科學系的人在歡笑嬉鬧的同時，還做出了不起的科學成就。不過庫夫勒的夥伴只存在於那個神奇的時代，一九八〇年他去世之後就解散了，整個系以驚人的速度分崩離析。現在的哈佛大學神經生物學系依然是神奇的地方，也是全世界神經科學界的領頭羊，但是曾經歷過輝煌時代的人將不會忘記那些日子。

（我要誠實地說，在那裡並非只有好的經驗，壓力非常大，有時候讓人承受不住。有位當時在那個系上的人告訴我，那是很棒的經驗……但是他之後花了兩年進行心理治療後才恢復身心健康。獨裁主義的科學研究形式有時候會造成錯誤。）

庫夫勒這個總是搞惡作劇的瘦小科學家為何能有那麼大的影響力？他去世時，朋友和學生合著了一本書紀念他，其中分子生物學奠基者之一岡塞．史坦特（Gunther Stent）回憶說庫夫勒「不受腐化」。其他的人提的是庫夫勒的科學成就與清廉正直，但是「不受腐化」有更多含意：他認為庫夫勒內心有些地方是純潔無瑕的。

他反對自傲浮誇，並且有機會就要打消其他人的自傲浮誇。有次晚上我們在附近的酒吧喝啤酒，成員有一位博士後研究員、一位剛起步的教授，以及未來的諾貝爾獎得主——接替庫夫勒系主任位置的托爾斯坦．維瑟爾（Torsten Wiesel）。維瑟爾在抱怨例行的行政工作，庫夫勒帶著一貫的微笑，直直看著他說：「如果你想要榮耀，就要做這些工作。」

有天午餐時，庫夫勒給了我更直接的建議，那時他無意間聽到我對研究夥伴抱怨我所研究的並不是普遍性題目（當時的人認為視網膜才重要，視網膜之後的過程不重要）。他靜靜地坐在幾張椅子的距離外，吃著裝在塑膠盒中的自備午餐，轉過身來，同樣直直看著我說：「你從研究特殊的現象得到普遍的知識。」

中央與周邊視覺

如果要了解視網膜對於視覺的影響，該是來看看其中神經元的分布方式了。視網膜並不只是一排感光細胞而已，其中有五種主要的神經元，每種都有不同的功能。其中第一種是桿細胞（rod）和錐細胞（cone）這兩種感光細胞（它們負責視覺處理中「早期」的步驟）。

這些神經元負責偵測光（桿細胞偵測星光和月光，錐細胞偵測日出之後的光），是視網膜中主要的感光細胞。桿細胞和錐細胞經由突觸把訊息傳遞出去，接受訊息的神經元是雙極細胞（bipolar cell），這種位於中間地區的細胞和其他的視網

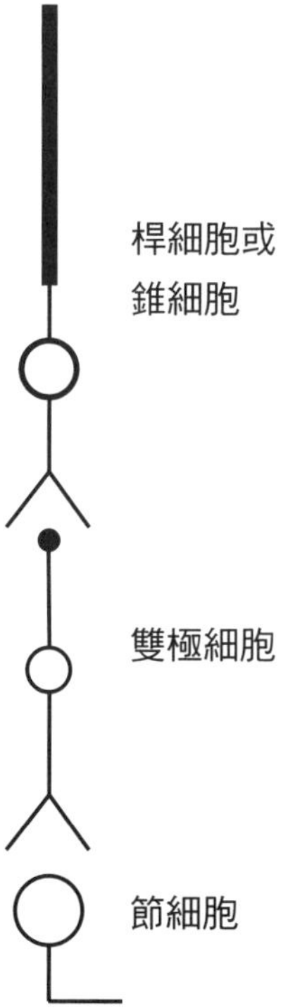

膜神經元不同，有明顯的雙極，一端負責接收訊息，另一端負責傳出訊息。接收的訊息來自於桿細胞和錐細胞，然後傳給視網膜節細胞，後者長長的軸突聚集在一起，形成了視神經。視網膜節細胞（它們負責視覺處理中「晚期」的步驟）傳給腦部的訊息，腦便以這些訊息建立出視覺世界。

另外兩種視網膜神經元在視網膜中也負擔了很多功能，之後會再提到。不過我們現在集中討論視網膜中最重要的感光細胞、雙極細胞和節細胞，以及這些細胞在視網膜中的分布方式，好讓我們了解視覺可以有多銳利。

要看到一百六十七公尺外的硬幣，當然需要用到視覺中最為銳利的部分，這位於視野的中央，稱為中央窩（fovea）。大部分人知道周邊視覺比不上中央視覺，但是很少有人知道那差異有多麼巨大。一般人銳利的中央視覺區域大約只有五度寬，相當於手伸直距離時看到的半個手掌寬。從中央視覺區的周邊視覺區，敏銳程度急遽降低。事實上，伸直手距離的手掌如果往旁邊移開三十到六十公分，就無法看清楚檢驗人員到底伸出了多少根手指。【譯注：這個時候不用自己的手指，是因為自己一定知道伸出了多少根手指。】眼科醫生使用了一個粗糙簡約的詞來說明這個範圍中的視覺：他們說病人有「算手指的敏銳度」（finger-counting acuity），在視覺糟糕排行榜中，次一級的是「只能看到手在動」。只具備了「算手指的敏銳度」視力的人，在美國大部分的州裡是法律上定義的「盲人」。換句話說，我們的中央視覺很敏銳，在之外的區域很糟糕。

奇怪的是我們幾乎不知道自己的周邊視覺有那麼糟。不過我們在掃視視覺區時，會感覺到看到的物體比預期的更為清晰。這可能是因為我們對於視野中那個物體具備了視覺記憶，因為之前曾在中央視覺中看到。

但是周邊視覺絕非一無是處，至少具備兩種不同的功用。首先，我們對於周邊視覺區域中的**改變**非常敏感，其中如果有東西突然出現、閃出或移動，會馬上吸引注意力，然後中央視覺就會朝那個方向移動過去。

周邊視覺的另一個功用是導航。我們在移動的時候，周遭物體的粗略影像會在周邊視覺中掠過。雖然我們無法看到這些物體的細節，但是能夠知道那些是什麼：走道、沙發、冰箱、另一個人的身體。這可以讓我們避開障礙物，以直線前進。不幸罹患黃斑退化症（macular degeneration）的人可以讓我們清楚知道這種功能的重要性（美國白人如果活到八十歲，百分之十五會罹患這種疾病）。病人的中央窩部位（銳利視覺的區域）中有些神經元退化了，中央視覺貧弱或是闕如，但是周邊視覺依然完善。他們生活中和視覺相關的行動會非常不便，無法看書、辨認臉孔或是看電視，但是在客廳能夠走動自如，事實上他們能夠在城市的街道上走動，只不過會更為小心翼翼。由於中央視覺障礙，他們在法律上是盲人，但是旁人一開始不會認為他們有視覺障礙。

造成中央視覺和周邊視覺差異的原因相當簡單，看下面這個示意圖就可以了解了：中央視覺區域的像素比較密集。在這裡，和像素有關的是視網膜節細胞，是視網膜上最為接近腦部的細胞，它們的軸突會聚集成為視神經。在這個圖中，黑色圓點代表個別節細胞，那個T形狀的結構代表每個節細胞接收視覺輸入訊號的區域（視網膜中其他的細胞沒有畫出來）。在視網膜中央區域，節細胞的數量非常多而且排列緊密，每個節細胞的接受域很小。在中央區域外的周邊區域，節細胞分布比較散，每個節細胞接收訊息的視網膜區域（接受域）比較大。比較大的區域代表像素比較粗，視覺比較不銳利。

為什麼眼睛表面有那麼多視覺貧弱的區域？為什麼整個視網膜上的節細胞不都很密集，好讓我們周邊視覺和中央視覺一樣銳利呢？眼睛中實際的結構所帶來的好處，依然是效率。視網膜節細胞是昂貴的資產，不只會占據視網膜的空間，同時也關係到視神經的大小：每個視網膜節細胞都會伸出一條軸突，組成視神經。人類正常的視神經粗細約四毫米，如果節細胞在視網膜中的密度都如同中

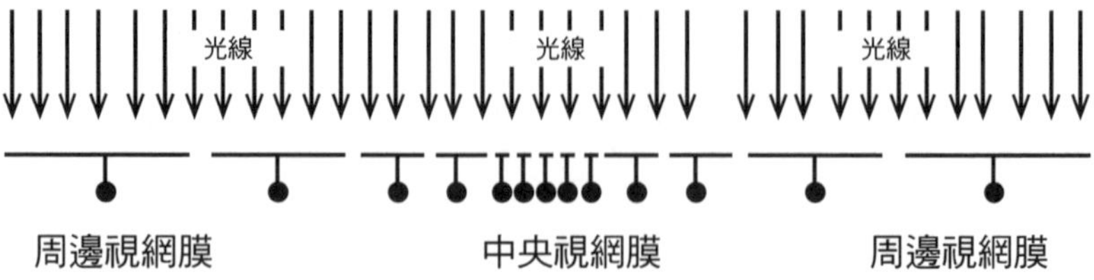

央區域，那麼人類的視神經會像澆花的水管那麼粗，別的先不說，光是這樣就會讓你的眼睛在眼窩中難以轉動了。

而且，如果腦部沒有辦法吸收那麼多資訊，送那麼多資訊到腦部便失去意義。想像一下如果整個視野的清晰程度都和你注視的那塊區域一樣清晰，理論上來說很棒，整個世界都像是照片一樣清楚（在中央視覺區能夠看到的影像內容更多）。但是你要怎麼處理這些資訊呢？你能夠同時思索整個視野中的所有資訊嗎？

有些精靈炸彈（smart bomb）和光學引導武器採用了類似的策略。雖然製造廠商並不想洩漏其中的細節，但是這些武器使用了粗略的影像定位出目標所在的區域，然後增加影像中某區域中的像素密度以提高解析度。這樣做的目的和腦部相同：盡可能用最少的計算硬體在這個世界中移動。

老鷹的視覺為何那麼銳利

看看其他的動物的視覺能夠讓我們更了解這個觀點。想像一個剛收割不久的麥田，上面有殘留的麥莖，並且到處散落切下的麥桿。在夏日將盡的時刻，草地變得一片枯黃。在地面上，田鼠到處尋找收穫時搖落的殘留麥粒。天空上，一隻老鷹翱翔，雙翅幾乎不動，優雅地維持在距離地面約七公尺處的高度。突然牠收起翅膀俯衝而下，再次飛起來時，爪子已經抓住一隻老鼠柔軟的腹部。

田鼠的大小約只有五公分，又躲在草地中。老鷹在那個高度上怎麼能夠看得見田鼠？更何況田鼠那麼小，而且體色暗褐，老鷹飛行的速度又快。所以我們形容視力非常好的人眼睛「如同老鷹般銳利」。許多人研究老鷹這種能力的基本原理，已經有些發現了。其中之一是老鷹的錐細胞（視網膜中最早出現的細胞，能夠感受光線強弱）排列得非常緊密，因為這些感光細胞要比絕大多數哺乳動物的錐細胞來得細。除此之外，老鷹的視野非常廣，有二百九十度，人類只有一百八十度。老鷹的眼睛非常大，和頭部之間的比例大得驚人，遠超過人類或是其他哺乳動物。眼睛大是好事：要知道相機鏡頭愈大，拍出的照片愈清晰。足球賽時場邊一排專業攝影師用的相機鏡頭之大，用手根本拿不動，非用腳架才行。

上面這些論述聽起來都很好，但是幾乎都帶有一種偏見：作者和絕大多數的愛鳥人士都**知道**老鷹的眼力好，因此便找尋眼力好的解釋，而不是客觀地分析老鷹的眼睛，因此有些解釋經不起仔細的檢驗。舉例來說，老鷹的錐細胞的確比較小而且排列緊密，但是只比人類的密度高了百分之六十。除此之外，老鷹的眼睛對於小型動物來說雖然大（直徑十二毫米），但是只有人類眼睛大小的一半（人類眼睛的直徑是二十四毫米）。人類的頭的確比較大，但是並不能改變光的物理特性。從光學特性來說，人類的眼睛要贏過老鷹的眼睛。

最後，你可比較老鷹的視覺解析度和人類的視覺解析度。[6]老鷹在耐心訓練之下，能學會選擇讓牠得到食物的標靶（例如有細條紋的標靶）或一無所獲的標靶（有粗條紋的），這樣你就可以知道老鷹對於條紋的解析度有多高。最常用來測試的是紅隼，牠們視覺解析度甚至比不上人類。

但是等等，那麼一開始談到老鷹能夠在收割小麥後的田野上捕捉到五公分的小麥色田鼠是怎麼回事？牠們的視力絕對要比人類好，不論如何也都比我好。我們要怎麼解決其中的矛盾？

我不是要懷疑愛鳥人士的觀察結果。我的想法是：老鷹視力超絕的主要原因是牠不只是中央視覺看得清楚，其他區域也都一樣。證據在於視覺神經的數量與分布方式。之前已經提到，老鷹視網膜中的錐細胞密度並未比人類高出太多，因為錐細胞的排列密度是有上限的。但是真正限制視覺銳利程度的不是錐細胞排列得多緊密，而是節細胞的排列。

這裡的關鍵原理是，**在任何傳遞訊息的系統中，解析度會受到系統中排列最不緊密的元素所限制**。不論是人類或是老鷹的視網膜，都是視網膜節細胞，它們在視網膜中只占了所有

6 這並不是件容易的事，某篇傑出的論文因此提出錯誤的結論，指出老鷹的視力非常銳利。後來才發現那是測試老鷹視力的行為準則本身有缺陷所造成的。See Gaffney, M. F., & Hodos, W. (2003). The visual acuity and refractive state of the American kestrel (Falco sparverius). *Vision Research, 43*, 2053–2059.

神經元的一小部分。之前提到了，絕大多數哺乳動物在視網膜周邊區域，節細胞的密度會急遽降低。在老鷹中，這種降低程度少得多。老鷹眼睛中的節細胞數量實際上要遠超過人類，每個視網膜中大約有八百萬個，一般人類只有一百萬個。這些節細胞分散在老鷹比人類小的眼睛中。老鷹的視神經的確比較粗，但是卻不會造成麻煩，因為老鷹的眼睛並不常動，更常動的是整個頭。

老鷹是怎樣利用這些節細胞的？首先，人類只有一個中央視覺區域，但是老鷹有兩個（也就是有兩個中央窩，橫向並排）。不過整體的分布才是最重要之處。一般人類在周邊視覺區域中的節細胞密度只有中央區域的百分之一，但是在老鷹中差異沒有那麼大。就紅隼來說，周邊區域的節細胞密度是中央區域的百分之七十五。牠們視網膜周邊區域中，每平方毫米中約有一萬五千個節細胞，人類的周邊區域只有五百個。人類的周邊視覺幾乎是盲的，但是老鷹不是。老鷹能夠以銳利的視覺掃描廣大的麥田，田鼠無處可躲。

我在幾段文字之前提出了一個問題：如果人類整個視野的解析度都如同中央區域那麼清晰，那麼應該要處理那如洪水般湧來的資訊。看來老鷹的狀況就是如此，牠要如何解決這個問題呢？這點我們只能用猜的，可能是牠們的腦中具備強大的影像處理區域。老鷹腦中的上丘（superior colliculus）特別地大（人腦中也有這個部位），相比之下，人類皮質下視覺迴路就瘸腳多了。不過當有天我們能夠揭露鳥類視覺系統處理影像的過程，就能夠學到全新的影像處理妙招。程式設計公司（Adobe）得注意了，影像處理軟體（PS）依然還有能從鳥類那兒學來的技巧。

第三章
眼中的微處理器

一個男人彎腰抱著吉他
修剪草木的人，那天是綠色的。
世人說：你有一把藍色吉他
你彈奏得不像樣。
他回答：曲子就是那樣
在藍色的吉他上彈才變樣。

——華萊士．史蒂文斯

現在你了解到，視網膜神經元密集的區域，視覺更清晰。不過視網膜神經元並非全都一模一樣，它們不是感光細胞，好比能夠偵測闖入家中者或預防電梯提早關門的「電眼」

（magic eye）。這些細胞對不同的事物起反應，就如同皮膚的觸覺神經元有不同的種類。視覺世界會受到拆解，分成各種特殊的訊息。這是影像處理的第一個步驟，讓我們能夠看到旭日升起、躲過疾駛的汽車、看到伴侶、欣賞梵谷的畫作。

影像處理步驟一：視網膜分解影像

我們先從最簡單的再編碼種類開始，這是由「持續性」視網膜節細胞和「暫時性」視網膜節細胞之間的差異產生的。有些視網膜節細胞主要在刺激出現時產生一串脈衝，這種稱為「暫時性」視網膜節細胞。另一種是刺激存在多久便能活躍多久，稱為「持續性」視網膜節細胞。你可能會想到這就和觸覺訊息從皮膚傳遞到腦部的機制很相似。

在這個「持續性」／「暫時性」的差別之外，還有一種差別也很重要：在「持續性」視網膜節細胞中，有些只要刺激一直在，就會持續送出動作電位。但是在相同的狀況下，另一些「持續性」視網膜節細胞是「持續受到抑制的」。這樣下來，視網膜節細胞就有四種不同的種類了：

- 暫時性開啟細胞（Transient ON cells）
- 暫時性關閉細胞（Transient OFF cells）

- 持續性開啟細胞（Sustained ON cells）
- 持續性關閉細胞（Sustained OFF cells）

這對於視覺有什麼影響呢？設想你是腦，你的工作是利用從視神經傳來的資訊，推論周遭世界中發生的事情。

暫時性細胞主要是對一開始出現的視覺影響有反應，之後幾乎就不反應了。這種細胞基本上就是偵測「改變」。顯然你不會使用來自於暫時性細胞的訊息來辨認人群中的某張臉。這個臉很快就會消失，出現的時間可能還不到一秒鐘，你沒有時間認出臉上眼睛、鼻子、嘴巴等特徵的排列方式。要看出一張穩穩出現的臉，你身為腦，最好使用來自於持續性細胞的資訊。用另一種說法，想像有一個翼手龍形狀的影像掠過你的視網膜，視網膜最好要盡快而且詳細地告訴你（腦）。暫時性細胞擅長的就是這種事情，絕大部分的時間幾乎都不活動，但是有東西突然出現在接受域，就是它活躍的時刻，會把訊息傳遞到腦。廣告商都知道，閃現影像產生的力道要比持續影像更強，原因就出在暫時性細胞。

有些細胞會對明亮起反應，有些則是對陰暗有反應。對於明亮起反應很容易懂，不過對於陰暗起反應的道理就比較艱深一點了。這兩種反應分別稱為開啟反應（ON response）與關閉反應（OFF response）。

在暫時性細胞中，有些會對於接受域中亮度**增加**產生反應，這些是暫時性開啟細胞。有些節細胞對於光線消失起反應，那些是暫時性關閉細胞。為什麼要有開啟細胞和關閉細胞？我們要知道，在視覺中幾乎所有的物體都有比較亮的邊緣和比較暗的邊緣。如果光看輪廓，可以分成亮的區域和暗的區域。是算亮的邊緣的還是暗的邊緣呢？都算，視網膜得把兩種邊緣資訊都傳遞到腦部。你在專心讀現在這些文字時看到了上面這個影像，這時可能會因為我說的話而眼睛移動，注視著白色與黑色交界之處。那麼你的視網膜節細胞送到腦部的訊息是怎樣的呢？當你的眼光落到有明暗之處，眼中從影像的凝視點（fixation point）覆蓋到上半部的區域中，有一群細胞會發送許多動作電位到腦部，它們是暫時性開啟視網膜節細胞，告訴腦部比平均來說亮的區域出現在自己的接受域中。在此同時，另一組視網膜節細胞所覆蓋的區域是往下到凝視點為止，突然就不活動了，它們是暫時性關閉節細胞。

是的沒錯：同樣的訊息，腦部會收到兩種不同的轉譯方式。開啟細胞告訴腦部，上方出現明亮的東西，而關閉細胞用不同的方式傳遞相同的訊息。關閉細胞也告訴腦部：有東西變得更亮了，但是方法是活動**減少**而非增加。

數十毫秒之後，情況改變了。暫時性細胞已經完成了工作，現在都平靜下來。但是此時腦部要怎麼知道那個白色和黑色的分界？持續性細胞這時會接手工作。只要你一直看著那個圖，持續性開啟細胞會穩定地發出動作電位，這時持續性關閉細胞也會持續沉默。這些持續性細胞的貢獻非常重大：如果你的視網膜中只有暫時性細胞，那個圖形在你一看到數十毫秒之後便會消失。你需要持續性細胞讓我們思索那個突然出現的影像，才能了解這個世界的細節，這要花點時間。

在此同時，觀測到下半部區域的節細胞會送出相反的訊息。那些暫時性關閉細胞一開始會送出訊息，表示自己的接受域中出現了比背景還要暗的物體，暫時性開啟細胞傳遞出相反的訊息。過了一下，這些訊號也轉弱了，持續性細胞接手。持續性開啟細胞會用自己的方式，清楚地告訴腦：「暗的物體還在。」持續性關閉細胞也會告訴腦：「暗的物體還在。」但方法是減少活動。視網膜演化出在視野中，亮的物體或是暗的物體一出現時傳遞訊息的方式：開啟細胞用來發現在陰暗水中閃著鱗光的美味魚類，關閉細胞用來發現伸出爪子的貓頭鷹影子從頭頂上掠過。

影像處理步驟二：強化真實世界影像

視網膜細胞一開始處理的另一件重要的事，是強化輸出影像的邊緣。請注意開啟細胞和關閉細胞並沒有改變視覺影像，只是告訴腦接收到的是明亮或是黑暗。邊緣強化是另一回事，因為從這裡開始，原始的影像就並非忠實地傳遞到腦部了。就腦部那邊來看，影像已經受到強化了，也就是邊緣受到處理，具備了最多的資訊。

邊緣的重要性看起來非常明顯，但是其中包含了一個掌握了視覺非常多面向的核心原理。自然世界呈現出來的像素絕對不是隨機的，自然的影像世界中具有結構：線條、角度、曲線、表面。也就是說，有些像素的出現會受到周遭影像內容的影響。真正的隨機影像世界如同只收到雜訊的電視螢幕。人類的視覺系統能夠加以整理，強化發生改變的結構，並且削弱缺乏變化的區域，例如天空的中央，單一顏色區塊的內部。

視網膜產生讓影像邊緣強化的機制是「側邊抑制」（lateral inhibition），[1]這是視網膜所進行的基本程序之一，也是電腦影像生成的基本程序。這時我們再一次去看剛才那個簡單的圖案，那個全黑和全白的區域中沒有什麼資訊，產生變化的點（也就是邊緣）才有最多的資訊。側邊抑制會使得靠近邊緣的節細胞的反應增強。也因為邊緣抑制，腦部接收到的黑色邊緣和白色邊緣的訊息最為強烈。這是視網膜選擇影像世界中重要特徵傳遞給腦部的根本例子。

在行動電話和電腦中也有相同的數位邊緣強化程式。你大概知道數位影像通常都可以用「促進對比」或「邊緣強化」修改。修改後影像會變得更為銳利。當然，天下沒有白吃的午餐，影像中的灰色調往往犧牲了，但是有的時候這個犧牲是值得的。

＊＊＊

側邊抑制這個機制普遍存在於感覺系統中，視覺、觸覺和聽覺有，嗅覺和味覺可能也有。所有哺乳動物和許多脊椎動物都具備側邊抑制，這個系統可能很有用，在動物演化初期便出現了，是大自然最早的影像處理技巧。側邊抑制（邊緣強化）為什麼這麼好用呢？

要回答這個問題，我們得把側邊抑制當成視網膜上所有視網膜節細胞所送出訊息的特性。下面這張圖指出了落在視網膜表面上的正確影像（由桿細胞和錐細胞所偵測），在經由幾個步驟的修改之後，由視網膜節細胞送往腦部。

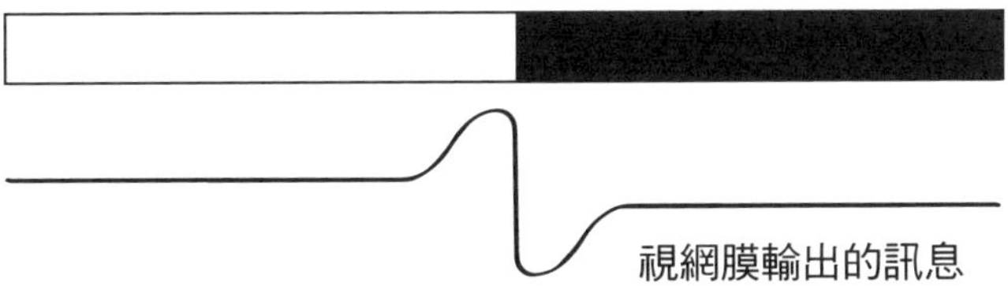

上面的線段代表視覺影像，影像的一半是黑色的，另一半是白色的。下面的那條線代表了節細胞送往腦部的訊息強度。請注意在邊緣地區，由每個節細胞傳遞的訊息是經過強化的，在亮的區域那邊增強了，而在暗的那邊節細胞的反應減弱了。從腦來說，這個機制產生的效果是亮和暗之間的差異（定義出邊緣的訊號）增加了。

1　該機制及其早期發現在下面這本書中有很好的描述：Dowling, J. E. (2012). *The retina: An approachable part of the brain.* Cambridge, MA: Harvard University Press.

為了讓說明簡單，我在這裡用只含有開啟細胞的視網膜當例子，其實另一半的關閉節細胞也有發揮作用，方式是和開啟細胞相反，但是效果相同：增加邊緣附近訊號的差異。我在這裡不會囉嗦說明每個步驟，它們其實就像是開啟細胞，只是行為反過來而已。

為了好玩，我們可以思考一件有趣的事情：如果造成刺激區域的黑色是最黑的黑色，白色則是完全的純白色，那麼黑色的邊緣會看起來更黑、白色的邊緣會看起來更白嗎？如果造成刺激的黑色是純黑，白色是純白，那麼就定義上來說，由開啟細胞組成的系統和關閉細胞組成的系統應該會受到限制，因為它們的反應不可能在零之下，也不會超過百分之百。但是在現實世界中，一個影像的所有部位都會當成是在零與百分之百之間，會比較亮或比較暗，但不會是絕對的亮與暗。當視覺系統遇到從亮到暗的轉變區域時，側邊抑制會用同樣的方式強化訊號，讓我們對於對比的感知更為強烈。這個機制造成了著名的視覺錯覺「馬赫帶」（Mach bands）：深淺不同的兩條色帶併在一起時，我們會覺得交界處旁邊深色區域的顏色要比較深、淺色區域的顏色要比較淺。

總而言之，視網膜上的視網膜節細胞有四種基本形式：暫時開啟、持續開啟、暫時關閉、持續關閉，每一種都會受到側邊抑制的影響，所以對於邊緣附近區域產生的反應要比中央沒有變化的區域來得強烈。我們在第四章中還會看到，視網膜其實更為複雜，就如同一篇論文的標題中所說的，「比科學家所想的還要聰明」。[2]但是我們可能要一段時間才發現到有多聰明。在此同時，科技進展讓我們能夠更了解腦部處理來自視網膜資訊的方式。

戴爾・艾姆斯：視網膜光憑自己就有視覺

許許多多生物科學方面的諾貝爾獎得主是因為發明了新技術而得獎的。但是絕大部分的科技進展都上不了媒體頭條，戴爾・艾姆斯（Del Ames）發明的新技術是其中之一。他是一位慷慨大方的科學家，也是我最重要的老師。

艾姆斯的全名是阿戴爾伯特・「戴爾」・艾姆斯三世（Adelbert "Del" Ames III），他出身於英格蘭地區的家族，這個家族代代都有傑出人物，不勝枚舉。他的祖父阿戴爾伯特・艾姆斯（Adelbert Ames）是美國南北戰爭時期聯邦軍的將軍，在戰後重建時期擔任密西西比州的州長，作風開明，傳頌至今。戴爾的父親是達特茅斯學院（Dartmouth）的教授，著名的事蹟是發現了在觀看物體時周遭的環境能夠造成視覺扭曲的效果。現在有一種房間叫做「錯覺屋」（Ames room），其中的設計利用了錯覺技巧，讓人在裡面走動的時候看起來會增大或是縮小，你可能在遊樂園中看過這種房間。戴爾的父親也是傑出的業餘雕塑家，他雕了

2 Gollisch, T., & Meister, M. (2010). Eye smarter than scientists believed: neural computations in circuits of the retina. *Neuron*, *65*, 150–164.

一位印地安酋長的頭像，當年這位酋長經常在新英格蘭地區的城市附近出現，現在這個頭像是蕭馬特銀行（Shawmut Bank）的標誌。

戴爾本人高高瘦瘦的，典型的美國北方人樣子，有些像是強壯的老羅斯福總統（他的妻子是老羅斯福的孫女）。他喜歡戶外活動，以及打獵與捕魚，身體強健，活到了九十七歲，在九十六歲時還參加越野滑雪。在哈佛學院（Harvard College）時期，他參與了滑雪隊比賽，這項運動一直持續到他八十八歲。他和學院裡面的一些朋友打造了一架滑翔機，當時滑翔機通常用車子拖著跑來起飛，之後駕駛員只能禱告找得到上升氣流。沒有人知道要怎麼駕駛，戴爾自己帶頭試飛，再教其他人如何駕駛。許多年後戴爾教自己的兒子大衛（David）複製出一架早期用木棒和繩子為材料的滑翔機，試飛時我也去幫忙。他們住在康科德（Concord），大衛在家附近的山坡讓滑翔機往下衝，然後跳上飛機並且以趴臥的姿勢駕駛。飛機大概離地幾公尺高，不過操作錯誤使得飛機失速，飛機墜落跌斷了翅膀。

艾姆斯在哈佛學院上課三年之後，因第二次世界大戰中斷了學業，他馬上去就讀醫學院。他有點驕傲地誇耀說自己從來都沒有從學院畢業【譯注：在美國，需要大學畢業之後才能就讀醫學院】。哈佛學院拒絕頒給他學位證書，而是給他了「出席證明」。軍方鑑於他在醫學上的研究、科學上的天才，以及明顯表現出對於冷涼氣候的喜好，就把他送到阿拉斯加的費爾班克斯（Fairbanks）研究冬季作戰的方式。他在那裡遇到了人類紀錄中最寒冷的日子之一：攝氏零下六十三度。後來軍方要他去研究讓受過極度寒冷的飛行員和船員恢復體溫的方式。納粹醫生約瑟夫・門格勒（Josef Mengele）做過這個惡名昭彰的研究：讓人處於極低的溫度下。

他和同事有些驚人的發現。研究一開始時會讓自願者躺在冰水中，到了體內核心溫度下降了幾度之後，研究人員就把志願者撈出來並且讓他恢復體溫。體內溫度攝氏三十三點八度是非常低的，再低幾度就會引發嚴重的顫抖，並且讓手腳的血管收縮，引起疼痛。再下降幾度就會致死。研究的重點是比較各種不同的體溫恢復方式。

結果艾姆斯發現幾種歷史悠久的方式各有缺點。如果你讓受凍嚴重的人到溫暖的房間中並且給他一杯白蘭地，核心體溫實際上會馬上**下降**。這種不幸的矛盾只是物理原理的運作結果而已。溫暖房間中的氣溫可能是攝氏二十七度，這個受凍的士兵核心溫度可能只有攝氏三十五度左右。酒精使得身體表面的血管膨脹，血液更容易流到表面，皮膚接觸到的氣溫是二十七度。雖然房間溫暖，但是依然比受試者的核心體溫三十五度低。酒精讓受凍的人更容易和外界交換體溫，這是糟糕的事：受害者雖然體溫下降但是依然高過室溫，事實上身體的熱更快流失到環境中，這樣核心體溫便降得更低了（比較好的方法是沖熱水澡）。

戰爭結束後，他在哥倫比亞大學完成醫學訓練，回到哈佛從事研究。他一開始並非研究神經生物學，而是在哈佛醫學院生物化學系主任貝亞德・哈斯汀（Baird Hastings）的實驗室中接受訓練。艾姆斯是獨立思考的人，當時就開始找尋取出神經組織研究的方式。他想要把腦拿出來，這樣就比較容易研究了。這是個前衛的想法，哈斯汀說不可能成功，不過他之前就一直在思考新陳代謝方面的問題，難以把神經元新陳代謝過程排除在外。

當時臨床神經學家在神經科學界講話最大聲，他們認為腦部的神經元脆弱到不行，需要由骨頭構成的外殼裝著才能夠維持正常的功能。他們會這樣想是有道理的，因為就算是稍微干涉腦部的營養需求幾分鐘，就可能造成無法彌補的損傷。如果心臟停止跳動，意識很快就會消失，這個狀況只要幾分鐘就能導致患者死亡或是成為植物人。

艾姆斯在寒冷的北方時，開始思考腦部的新陳代謝。神經元的確需要大量能量，超過身體其他組織。腦的重量只有一公斤多，但是估計使用了身體約百分之二十的能量供給。這樣說來，腦部的血液循環想必非常旺盛，組織中應該密布微血管。被動擴散作用讓微血管的營養成分進入神經元，讓細胞廢物進入微血管。不過擴散作用發揮效果的距離非常短，因此腦中應該滿是細到看不見的微血管。我們教醫學院的學生，腦中的神經元距離微血管最遠的長度不超過五分之一毫米。這樣看來，腦中微血管網的密度比一般床墊還要密。

艾姆斯想要知道在人類的中央神經系統中是否有個部位能夠和其他糾結在一起的非神經元細胞分離開來，後來他想到視網膜就是這樣的部位。如果不是科學家，很少人會了解到中央神經元不只有腦部，也包括了脊髓**和視網膜**。這三個結構的胚胎起源是相同的，也都具有相同的神經元和其他支持細胞。更重要的，這三種結構都位於血腦障壁（blood-brain barrier）後面。血腦障壁是一種覆蓋結構，能包圍住這些含有特殊化學環境的結構，讓它們和身體其他部分區分開來。脊髓和視網膜中絕大部分的神經元，是貨真價實的腦細胞。如果把視網膜中錐細胞和桿細胞之外的神經元一個個拿出來看，對於絕大部分的神經生物學家來說，幾乎看不出來和中央神經系統取出的神經元之間有差別。

但是視網膜具有和其他中央神經結構不同的特性：偵測光線。如果視網膜埋在尋常由動脈、靜脈和微血管組成的結構中，這些結構（和其中的血液）會阻擋光線，就像是隔著重重紗窗看世界。視網膜用個聰明的方法解決這個問題。視網膜是由細胞組成的薄片，厚度不到十分之三毫米。就是因為這麼薄，只靠一邊就可以靠吸收養分、排出廢物。有一些血管穿過了視網膜，輸送養分到視網膜的最外層，但是主要的營養來自於視網膜外、眼睛後方一層厚厚的血管網路。

對艾姆斯來說，視網膜有另一個好處，就是幾乎所有哺乳動物的視網膜都不是牢牢黏在其他組織的細胞上，因此很容易就可以取下來，這也是視網膜可能會剝離的原因。冰上曲棍球或是壁球直接打到眼睛，就有可能造成視網膜剝離。不過視網膜本身依然保持完好，所以冰上曲棍球員如果及時動手術把視網膜接回去，視網膜幾乎只會受點小傷而已。

艾姆斯仿照了浸潤中央神經系統的液體（腦脊髓液），調配出了人工版本。在幾項重要的實驗中，他很快取出深度麻醉中動物的眼睛（動物會在還沒有清醒之前就安樂死），切成兩半，輕輕將視網膜撕下，連接視網膜的視神經也拉出來，在末端切開。現在視網膜可以獨立漂浮在培養液中了，像是細緻透明的粉紅色半圓球，在光線下閃著光，質地就像是一片溼紙巾，只比茶匙稍微大一點。

從任何角度來看，剝下來的視網膜幾乎是活的，會持續消耗氧氣和葡萄糖，也能合成新的蛋白質，並且排放出代謝廢物。視網膜神經元也具有電活性。在接下來的幾年中，艾姆斯和同事證明了剝下來的視網膜所具備的行為，一如所料，如同腦組織。更重要的是對於光的反應幾乎和在活著的動物眼睛中的視網膜相同。

又過了幾年，戴爾發明的技術傳遍了整個領域。到了一九八〇年，幾乎沒有人研究還在動物身上的視網膜了。後來許多其他腦部組織如果以適當的方式培養，也能夠在體外存活。大家把他這種特殊的培養液稱為「艾姆斯培養基」（Ames medium），現在實驗室藥劑大廠西格瑪奧瑞奇（Sigma Aldrich）有販售。[3]我粗略估計，四十年前至今售出了三十萬公升，足夠讓美國海軍的巡防艦浮起來（艾姆斯從來都沒有對這項貢獻要求費用或是權利金，後來他自己做實驗要使用西格瑪奧瑞奇的「艾姆斯培養基」時，還得自己花錢買）。

切入點

我受到艾姆斯技術的吸引，在研究生訓練結束之後到哈佛大學擔任他的助理。我在他的指導之下所進行的實驗，完全足以成為感知生物學的基礎研究。其中並沒有新奇的內容，也沒有足以得獎的結果，就是真實的科學，進步的幅度雖然小，但是絕對足夠讓我們發現更多的事情。

艾姆斯和我想要知道視網膜的神經迴路是如何運作的，想要研究視網膜的內部，找出神經元讓視網膜節細胞發揮功用的方式。我們認為可以把針對各種不同突觸所設計的藥物，用在視網膜中許多突觸上。基本上，我們希望精確地削弱系統中的某些部分，看看視網膜的反應。

我們一開始的目標是想要知道不同的神經傳遞物在視網膜中的用途，但是能夠使用的手段只有一種。視網膜神經元上有幾十種突觸，我們希望能夠整個拆解開來，只影響某種特定的突觸，看看視網膜的傳訊會有什麼變化。舉例來說，有種特定的神經傳遞物和開啟反應有關而另一種和關閉反應有關嗎？有哪些神經傳遞物參與了偵測移動影像刺激這個幾近魔術的

3 艾姆斯培養基發明了將近半個世紀，是西格瑪奧瑞奇化工公司二〇一八年目錄中的項目編號 A1420。

過程？我們可以從這個機制中知道視網膜中的一些神經元是如何得知影像運動的方向嗎？

這些基礎實驗相當簡單。我透過顯微鏡觀看，慢慢地降下微電極，直到接觸到視網膜的表面為止。如果我運氣好，這時會出現視網膜節細胞發出的啵啵聲（我們利用微電極接收細微的電訊號，加以放大成為聲音播放出來，好偵測神經元的活動）。如果沒有聲音，就稍微往左或往右移動一下微電極，仔細聆聽，好找出比較大或是比較穩定的連續聲音。當確定找到了一個細胞之後，簡陋的氣冷式光學刺激器就會上場，把小光點照射到視網膜上。我會開燈，聆聽神經元反應造成的聲音中有什麼特性。好好記錄了特性之後，利用側邊的小機械桿注入一、兩種試劑到視網膜，看看那個細胞產生什麼變化。這些工作全都在幾近黑暗的房間中進行，只有微弱的紅光，就像是洗照片的暗房，這樣才能夠避免不要的光線刺激到視網膜。在房間中的背景音樂是通風機的嘶聲，以及神經元穩定的背景噪音。

喔，還要說一件事，整個房間的溫度提高到攝氏三十七度，相當於體溫。戴爾一開始在設計實驗時，並不知道讓神經組織在體外存活需要控制的變因有哪些。他可能認為溫度相當重要，因此決定納入控制範圍。他希望取出的視網膜處於正常運作的溫度，不過視網膜浸泡在流動的培養液中才能夠持續獲得氧氣。那麼，要怎麼才能夠確定視網膜所在的盤子實際溫度不會變化呢？一絲不苟的戴爾決定，**整個環境**也都維持在攝氏三十七度就可以了。也就是說，視網膜、所有溶液、所有的培養基都是攝氏三十七度，也就是兔子的正常體溫。他打造了一個小「暖房」，能夠從外部加熱並且能夠把房間的溫度調整成他所想要的高低。冬天時空氣乾燥，在攝氏三十七度的房間中連續工作十二小時並不算太辛苦。但是在潮溼的夏天就比較不舒服了（我自己成立實驗室後第一個工作就是用其他的方式來控制溫度）。

在當時只發現了幾種神經傳遞物，有趣的是經由簡單的化學檢驗發現，全都出現在視網膜中某些部位。我們決定把這些神經傳遞物當成神經元標記，用來標定不同的細胞。功能不同的神經元使用不同的神經傳遞物，我們認為只要確定這些神經傳遞物，便能夠知道視網膜細胞中所具備的特殊功能。

乙醯膽鹼（acetylcholine）是我們最早知道也是研究得最透澈的神經傳遞物。視網膜所含的乙醯膽鹼濃度極高，是神經系統所有部位之最。艾姆斯和丹尼爾・波倫（Daniel Pollen）所進行的初步實驗結果指出，有些視網膜節細胞會受到乙醯膽鹼的影響。科學家很早就開始研究乙醯膽鹼，所以有很多藥物能夠影響用乙醯膽鹼當成傳遞媒介物的突觸。

我馬上就發現到乙醯膽鹼或類似乙醯膽鹼的藥物能夠刺激許多視網膜節細胞。這些細胞的反應都相同：能夠受到乙醯膽鹼刺激的細胞，也會受到能增強乙醯膽鹼作用藥物的刺激。有些類型的節細胞對於乙醯膽鹼的刺激產生一致的反應，但是在這些節細胞之間卻不容易看到共通的反應模式（我之前認為開啟細胞可能比較敏感，但是這樣的區分方式根本不完善。現在我知道我對於反應的區分系統太籠統了）。

之後我想找出哪些細胞含有乙醯膽鹼。這個工作很困難，如果沒有和我長期合作的朋友約翰．米爾斯（John Mills）的幫助是不可能成功的。他具有不可思議的技術，能夠精確標定出乙醯膽鹼的位置。我們後來發現到，乙醯膽鹼存在於一小群無軸突細胞（amacrine cell）中。無軸突細胞是視網膜裡面的中介神經元（interneuron），能夠修飾節細胞的活動，之後會再提到這種細胞。它們後來的名稱是廣為人知的「星狀」（starburst）無軸突細胞，因為這些細胞優雅又對稱的形狀，讓充滿想像力的神經解剖學家泰德．法米格利提（Ted Famiglietti）聯想到星狀的煙火。後來他們成為了研究視網膜神經節細胞的方向選擇性（direction selectivity）的主要推手。

在這段期間，我也完成了其他幾個小型研究計畫，但是我們的主要發現是在七年中幾乎沒有中斷的研究才得到的成果。

深入探索

我們發現了乙醯膽鹼是視網膜中的神經傳遞物，並且存在於一小群無軸突細胞中。但是這只是一種，我們想要知道其他神經傳遞物的狀況。從生物化學實驗中，我們知道視網膜可能還具備其他許多種神經傳遞物，例如多巴胺（dopamine），這種神經傳遞物因為在腦中其他部位中可以調節報償、愉悅和成癮反應而出名（我當然不認為視網膜屬於報償系統，多巴胺在視網膜中的功能是不同的）。在全球各地有些科學家在瑞典學者伯恩德・艾因格（Berndt Ehinger）的領導之下，共同確認哪些細胞含有哪些神經傳遞物。隨著技術的進步，這類研究簡單多了。而我加入的實驗室則有不同的想法。

我個人認為，只完成視網膜中的神經傳遞物清單滿無聊的，重要的是這些神經傳遞物能夠當成各種特殊細胞的標記。我們這群少數人和其他人的不同之處，在於堅持要知道細胞的完整形狀和在視網膜中的數量，想遠離古典解剖學的鬆散風格，有些人批評那如同「收集蝴蝶標本」。這種舊的研究形式是給漂亮的樣本拍張照片，加入自己的收藏中，如此組成整個研究。

我有興趣的是神經元的數量、彼此的連接方式，以及完整的分枝，特別是因為具備了特殊的神經傳遞物而讓我們挑選出來的神經元種類（神經元的「分枝」指的是軸突和樹突樹枝般的結構，因為神經元藉由這些分枝和其他神經元接觸。神經元的分枝決定了可能的連接方式）。讓我在意的事情是神經元的**完整結構**和**細胞數量**，這樣我們對於視網膜中的細胞組織架構便可以有扎實的概念，藉此進一步了解視網膜運作的方式。

有一篇傑出的演說讓我深深了解到這種想法的重要之處，那是在一場視覺研討會中由約和我同齡的德國科學家海因茲・魏瑟爾（Heinz Wässle）所發表的，他是法蘭克福馬克斯普朗克腦研究所（Max Planck Institute for Brain Research）的所長。馬克斯普朗克研究所有許多大型的實驗室，每個實驗室都由一位科學家帶領。他們全都受到德國政府的資助，但是人數不多。馬克斯普朗克各研究所的所長皆是德國科學界的頂尖人物，當時海因茲是所有馬克斯研究所所長中最年輕的。

這場演講在美國佛羅里達州西岸附近的旅館中舉行，那是我頭一次聽到海因茲說明他最近和布萊恩．波伊考特（Brian Boycott）研究節細胞的成果。[4]他們找到給兩種視網膜節細胞染色的方法，其中一種大型的節細胞數量少，他們稱為α細胞。另一種比較小的節細胞數量多，他們稱之為β細胞。海因茲後來和來自澳洲的研究員與自己的學生里奧．佩奇爾（Leo Peichl）合作，發現到α細胞和β細胞的外形結構視覺與訊息輸入的編碼方式相關。α細胞屬於暫時性開啟與關閉細胞，β細胞屬於持續性開啟與關閉細胞。

這為什麼是大消息？首先，這代表了細胞所具備的獨特形狀，能夠告訴我們它在視網膜中所具備的獨有功能。事實上隨著發現逐漸增加，我們也更確定了不同的形狀代表了在視網膜的運作中負責不同的工作，一如特定型號的零件和輪子組合起來才能夠讓機器運轉。我們可以從神經元的形狀回頭去研究微小的神經迴路，從迴路研究細胞活動的方式。所以我們看到的是視網膜運作的方式，是編碼視覺影像的機器。

讓人振奮的第二個原因是海因茲和布萊恩所達到的高確定性。他們的解剖學研究，不只讓我們看到了「蝴蝶標本收藏」式的美麗「典型」α細胞和β細胞照片，同時關於這些細胞的研究結果是其他實驗室能夠重現出來的。他們關於形狀與功能的發現引人矚目，而且值得信賴：就像是楓樹樹枝有特殊的形狀、橡樹樹枝也有特殊的形狀，α細胞和β細胞也有各自的形狀。如果你只有某種細胞的一個樣本（或是一株楓樹），就難以看出這種模式，但是有一整群某種細胞，共通的特點就會凸顯出來。只要稍做練習，你馬上就能夠辨認出α細胞和β細胞。當時海因茲發現了兩種細胞，一定還發現了其他類型的細胞。

當時我和哈佛的幾個好朋友一起參加會議，他們研究的是不相干的科學領域，所以沒有來聽海因茲的演講，去海邊原木裝潢風格的酒吧喝啤酒了，來自墨西哥灣的海風讓高高的棕櫚樹葉沙沙作響。我回去的時候，他們正在喝第二杯。我告訴他們：「我聽的這場演講會改變我研究神經迴路的方向。」

他們急著問：「什麼內容？」

我告訴他們海因茲的研究，並且解釋說不久之後就可能看到所有的細胞，並且利用細胞的形狀確認出它們獨特的功能，採用的是定量方式而非零星的例子。我們終於可以做些扎實的研究了！

4 Boycott, B., & Wässle, H. (1999). Parallel processing in the mammalian retina: The Proctor Lecture. *Investigative Ophthalmology and Visual Science, 40*, 1313–1327.

我可以了解他們的失望。他們正在想：「解剖學？別開玩笑了。」但是海因茲的演講讓我的想法結晶成形。我看到了一種規則、一種從下往上的方式，能讓我們最後得以知道視覺運作方式的一些關鍵點。

後來我們了解到了視網膜中神經元的組織方式（特別是種類繁多的神經元）。這份了解同時預言了我們對於中央神經系統其他結構的認識也會改變。

第四章
難以捉摸的神經元

泰瑞西亞斯，如果你知道，你就會透徹了解。否則就是一無所知。

——艾茲拉・龐德（Ezra Pound）*

二十一世紀神經科學的寧靜革命，和重新接納解剖學的研究有關。雖然有些人認為解剖學很無趣，是缺乏重點的工作，像是在收集蝴蝶標本，但是腦部的結構一直都很重要。神經科學的奠基者與守護聖人聖地牙哥・拉蒙—卡哈爾（Santiago Ramón y Cajal）打造了神經解剖學的基礎。無可否認，在我們要求學生所具備的能力中，記得腦中幾十個「束」與「核」的位置、名稱與功能，是最不受歡迎的。但是神經解剖學（現在有的時候稱為結構神經生物

---

* 在艾略特（T. S. Eliot）的詩作《荒原》（*The Waste Land*）草稿中，他藉由預言者泰瑞西亞斯之口寫道：「她腦中可能有個不成熟的念頭出現。」他的朋友龐德不喜歡「可能」這個字眼，並且在旁邊的空白處寫下了這段尖酸諷刺的批評。對於詩人和科學家來說，都是良善的建議。「幾乎知道」是沒有意義的。

學）有其重點：腦是一個充滿連結構造的機器，腦所發揮的功能最後都和各部位的連結方式有關。

大約在西元二〇〇〇年前後，幾項科技進展讓我們對於腦部結構的了解有大幅進展。首先是共軛焦顯微鏡（confocal microscope）的發明，讓顯微鏡的解析度提高了許多（在本書將近結尾的地方會提出一個共軛焦顯微鏡發揮作用的例子）。另一個就是讓細胞內結構顯現出來的方法大量增加。這些神奇的分子生物學工具，讓我們能為亞細胞（subcellular）中最小的機具設計出標記，然後利用共軛焦顯微鏡觀察這些機具的運作方式。我們能夠看到從未想過能看到的東西：細胞在自己原本所處的環境中優游地活動，以及不只看到一群細胞在黑暗的背景中發光，而是看見不同類型的細胞發出不同顏色的光。這些進展讓我們能夠實現無法想像的夢想：普查腦中**所有**的細胞，整個腦（或整個視網膜）的完整「零件清單」，這是揭露神經連接構造的第一步。

身分不明的神經元

我在佛羅里達海灘邊的會議中聽到了魏瑟爾對於節細胞的研究，讓我認為我們神經學家應該要解析視網膜的構造，由下往上研究。我們能夠找出其中所有細胞的類型，之後才得以釐清各部位的功能。有些新的工具能夠幫助我們完成這件事。

免疫細胞化學（immunocytochemistry）這種工具大約在一九九〇年代出現，能夠讓我們看到一個細胞或是組織中幾乎所有種類蛋白質所在的位置。你可能在電視的特別節目上看到發光的神經元轉動，這些神經元幾乎都是利用免疫細胞化學方式呈現出顏色的。這種技術基本上容易執行，成果看起來耀眼奪目。

當然也有令人沮喪的事情。我有個故事是某種買來的試劑讓我的實驗室白費了一年的工（光是材料錢，那個缺德的供應商就讓美國納稅人浪費了三十萬美元）。但是我們神經科學家還是鑽進去埋頭研究：我和茱莉・桑戴爾（Julie Sandell），她之前在哈佛大學，後來到波士頓大學去了；哈維・卡坦（Harvey Karten）與尼克・布萊卡（Nick Brecha）是這種技術的先驅；瑞典的艾因格；德國的魏瑟爾與佩契爾；德州大學的黛安娜・瑞本（Dianna Redburn）與史蒂夫・梅西（Steve Massey）。紐西蘭的大衛・凡尼（David Vaney）拍攝了美麗的顯微鏡相片，並且早早從科學界退休，展開攝影師的新生涯。

如果使用正確的試劑，這項技術能夠讓任何人用螢光顯微鏡，看到具備特定目標分子的視網膜細胞亮起來。在低放大倍率下，你會在黑暗的背景中看到一群發出光芒的星星。在比較高的解析度下，神經元的形狀細節會顯露出來，細長的分枝扭曲穿過視網膜或是深入其中。不同的細胞各有和其他細胞連結的模式。哪種試劑分子可以讓哪種視網膜神經元中的特殊分子顯露出來呢？當時往往要靠猜的（現在也差不多）。目前為止用以探測的最佳分子是突觸所使用的神經傳遞物：多巴胺、大家熟悉的乙醯膽鹼、血清張力素（serotonin）等，每一種都只存在於少數的視網膜神經元類型。（當然神經元還包含了許多其他分子，可能達數萬種，但是其中絕大部分也都出現在其他類型的細胞裡，不只是視網膜中有，在腦和身體其他部位也有。這些分子的功能是提供能量和維持細胞結構，在這種研究手法中派不上用場。）

我們這群科學家發表了約二、三十篇論文，建立了相當完整的視網膜細胞類型的清單，其中約有十多種細胞。每種細胞都能夠非常清楚地染色出來，換句話說，在視網膜中某一類型細胞的整體，都可以和其他細胞區分出來。我們能夠測量每種細胞的大小，也能夠計算數量，這聽起來像是瑣事，但是真正的科學就是建立在這種瑣事之上，而不是像是收集了蝴蝶標本，然後放上一張圖片，說明這個「典型」的細胞是否對視覺有所貢獻。舉例來說，有些類型的視網膜神經元數量非常少，但是樹突能夠伸展到整個視網膜。我們能夠了解到這種細胞可能和傳送高解析度影像無關。因為細胞數量太少，因此得到的像素也少；輸出的視覺影像太大了，不可能清晰，因為腦部收到的影像像素太低，像是由馬賽克組成。相反的，有些細小的細胞數量多而且排列緊密，我們馬上就想到這些細胞屬於感光細胞傳遞高解析度影像到腦路徑的一部分，後來發現的確如此。

所以我和其他人的實驗內容是高高興興地拍出漂亮的照片，並且開始猜測這些視網膜中的細胞有什麼功能。但是過了一陣子，能夠使用的分子染料都試完了。特殊細胞種類中能夠當成標記的分子只有幾種，其他的我們試過了，都沒有用。很不幸，因為我們當時忽略了一個非常明顯的缺陷：我們能夠找出來的幾乎都是數量比例低的細胞類型。現在我們可以看到所有種類的細胞，其中絕大多數都分布在整個視網膜中，視網膜中許多區域裡面的細胞並不具備能夠當成染色標記的分子。如果視網膜是小孩子的著色書，我們當時只能讓其中百分之二十上色，其餘都是黑白的。

我們想知道節細胞的反應是如何產生，這個致命的狀況讓我們驚慌失措：如果大部分的細胞都無法找出來，那要如何才能知道視網膜的運作過程，例如對比強化、方向選擇性等？

我得承認我們想要找出這些細胞加以分門別類，主要只是出自於好奇。想像你拿到一個古老的時鐘，需要修理，但是卻沒有維修手冊。你可能沒多久就會搞懂一部分鐘擺計時裝置，但是那些閃著光芒的黃銅零件和齒輪有什麼功用？對這些零件的重要之處完全沒有頭緒。大自然這個神奇的鐘錶製造者在玩弄我們。

對於視網膜和中央神經系統其他部分的研究，障礙在於缺乏適當的染料下，所有的神經元看起來都很相似。通用的染色劑只能讓我們看到細胞本體，但是細胞伸出的分枝，那些為了接收輸入訊息而展開的樹突，那些為了傳送訊號給其他神經元的軸突，它們的形狀才是各種細胞類型的特殊之處。也就是這個原因，研究神經細胞的類型從以前開始就是不扎實的，因為我們只能研究剛好能夠染色的細胞類型，這種方法能成功，主要是靠機會和猜測。

我們認為視網膜是比較容易研究的部位，它的邊界分明，資訊流動方向是單一的，而且和腦部其他部位不同，我們知道視網膜的功能。而且視網膜中細胞排列緊密，從感光細胞到節細胞，厚度只有約零點三毫米。我們認為打造視網膜所有細胞的圖譜是可以達成的目標，而不是隨便選擇其他的部位來做。用現代的詞彙來說，把所有的神經元都找出來，可以稱為「神經元組」（neurome），這是從「基因組」（genome）這個詞來的，後者代表某一種生物中所有的基因。

追蹤難以捉摸的神經元

該如何著手？從最基本的地方開始，也就是五大類視網膜基本神經元的簡單資料，這五大類神經元是感光細胞、水平細胞（horizontal cell）、雙極細胞、無軸突細胞，以及節細胞。如果用普通的染色方式，這五類細胞看起都很類似，就如同左頁圖中的小卵形圖案，彼此沒有很明顯的區別。我們知道有這幾大類細胞，也能大致猜想彼此的數量比例，但是要怎麼知道實際的狀況？這張圖顯示出我們知道的視網膜結構：我們確定了一些細胞（在圖中畫成實心的），但是其他的細胞種類（空心的）依然成謎。

我諮詢哈佛大學神經生物學系資深的科學家艾利歐・拉維歐拉（Elio Raviola）。拉維歐拉是科學家中的科學家，通曉神經解剖學的所有內容。在他擅長的技術中有一項是電子顯微鏡，我問他這種技術能不能用來讓我們看到不同細胞類型之間的差別。他說當然可以，但是極度耗工，得有人坐在切片機之前把一個視網膜切成數千片超薄的電子顯微鏡樣本。艾利歐還有其他的事情要做，就介紹了安麗卡・史特雷托（Enrica Strettoi）給我，這位義大利科學家之前是他的博士後研究員。安麗卡一如艾利歐：聰明、友善、外向，對於自己的科學研究也絕不妥協。他們之前利用電子顯微鏡觀察視網膜的連續切片樣本，完成了一項視網膜神經元連結性的計畫，成果驚人。安麗卡帶給這個新計畫技術、紀律與熱情，同時也具備了讓計畫成功的重要見解。

她說：「我們不需要自找苦吃，作高解析度的分析。我們不需要瞎摸那些細微的差異，只要找出界定細胞種類的基本規則：細胞分枝通往視網膜突觸層的路徑。」在電子顯微鏡的放大倍率下，這是件大工程。事實上安麗卡指出，如果把光學顯微鏡的倍率推到極限，也可以看得到。這樣做所需要的連續切片會少得多，因為光學顯微鏡的切片要比電子顯微鏡所需要的厚十倍，光學顯微鏡的視野也比較廣。我們

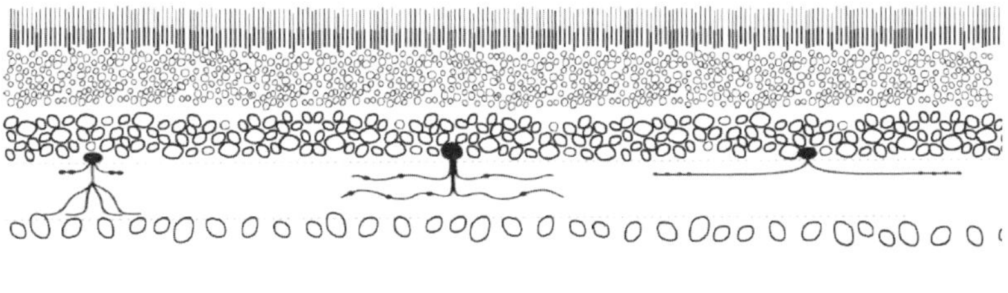

開始以幾個視網膜片段試試看，做出立體結構（現在數位成像技術普遍，所以很容易就能想像出來，但是在當時是很困難的），把這些片段切成連續切片。我們的目標是在確定這些測試樣本中每個細胞的種類。

我們在美國波士頓準備樣本，安麗卡回到義大利比薩，把這些樣本製作成連續切片，把每個切片拍攝下來，拍好的負片以一般國際郵件的方式寄來波士頓（幸好到這個計畫結束前，可以用電子郵件傳遞數位影像了）。這個團隊的第三名成員是我的技術人員蕾貝卡·洛克希爾（Rebecca Rockhill），她的技術老練，我請她到暗房中沖洗幾千張照片，她一句話都不說，就到暗房中工作，只花了五個星期就把成堆約A4大小的相片洗出來了，那些相片都飄散出刺鼻的顯影劑味道。

我們坐在長桌子邊，翻看整疊照片，以便確認出每個細胞。如果你坐在我們旁邊，會看到在第一張照片上有許多神經元細胞本體，這些細胞因為每個被切的位置不同，呈現出不規則的輪廓。你隨便挑選其中一個細胞，然後翻到第二張照片，在這張照片中找到同一個細胞，這個張照片上切的位置稍微下面一點。然後你翻到第三張照片，持續往下，最後你會看到從細胞本體伸出的分枝，那是軸突或是樹突。這時你會問：「這些分枝是往上連接到感光細胞？還是往下連接到節細胞？」從下一張照片你就會更清楚這些分枝前進的方向。一直翻下去，就會看到這個分枝伸展到內部的突觸層，或是伸展到外層。在多張切面之後，分枝會縮小然後消失，到這裡你就從神經元的細胞本體到分枝順過了一遍，由於之後的樹突或是軸突末端太細了，無法繼續追蹤下去，但是到這裡已經足以確信這些分枝朝著視網膜外側或是內側延伸。

能夠確認出細胞分枝的軌跡，代表能夠根據細胞類型的定義，確認這個細胞是雙極細胞、無軸突細胞或是水平細胞（見頁八四圖）：無軸突細胞的分枝只會伸到視網膜內部，水平細胞的分枝只會伸到視網膜外部，雙極細胞的分枝則伸往兩方。

然後我們回到第一張照片，用細簽字筆在細胞本體上做記號。B代表雙極細胞，A代表無軸突細胞，H代表水平細胞。由於這是第一次找的細胞，所以會寫上B1、A1或H1，然後繼續看其他細胞。

我自己標記了一些細胞，其他的讓暑期生完成（看來會是個無聊的暑假，不過他們好像沒有受到永久性傷害，其中兩個成為傑出的神經學家）。由於找出來的細胞都在相片上標定出來了，這時可以有萬無一失的方式看看我們之前的決定是否正確，因為每一步都很扎實：我們計算了視網膜中間部位樣本裡每個細胞的數量，知道了雙極細胞、無軸突細胞和水平細胞所占的比例。這個實驗不會有犯錯的空間，感覺很棒。

我們知道神經元的各大種類之後，就可以問其他更精細的問題：在我們調查時錯失了多少無軸突神經元？會用無軸突神經元開始研究，是因為它們在視網膜內部的神經元中數量最多但是了解最少。在所有的無軸突神經元中，有多少屬於我們所知道的細胞類型？答案令人震驚：已知道的細胞加總起來，也只占了所有無軸突神經元的百分之二十四而已。

能夠有比較清楚的答案很棒，但是卻未能令人振奮。請記得我們進行這個實驗的目的、我們數神經元的數量直到深夜的原因，是為了了解視網膜處理訊息的方式：經由視網膜節細胞傳送到腦的訊息是什麼？如果我們想要知道一個節細胞傳送訊息的方式，卻不知道傳入節細胞的訊息中有百分之七十六是從哪裡來的，那麼就不會成功。

安麗卡．史特雷托

史特雷托是義大利國家研究委員會神經科學研究所（Istituto di Neuroscienze del CNR）的科學家，身高約一六〇公分，打扮有型，笑口常開。來實驗室的時候雖然偶爾會穿牛仔褲，但總是有些刻意打扮之處，當然是絕對不會穿T恤的，幾乎都穿有跟的鞋子。我手邊最近的一張安麗卡的照片，是她在仲夏時分走在比薩的卵石街道上，穿著白色亞麻外套和裙子，戴著珍珠首飾，擺出完美的拍照姿勢。她穿著高跟鞋在凹凸不平的卵石街道上走動也如履平地。

她在比薩出生長大，現在也還住那個中古歐洲最早出現的大學城之一。母親經營雜貨店，小時候她就在店的樓上生活。現在她和家人住在郊區有綠籬花園的優雅房舍中，這個農莊是她丈夫盧卡（Luca）家的。他們兩人從小就住隔壁。她的母親和兩個女兒住在附近，一個女兒是醫師，另一個在接受醫師訓練，兩人都和母親的熱情外向不同，性格沉靜、話語溫柔，英語說得好而且非常斟酌。

安麗卡工作勤奮。她和其他義大利人一樣，喜歡在週末為家人下廚，但是其他時候，她最早到實驗室、工作到很晚才離開，面對笨蛋會不甘願但有禮貌。她的工作模式是全心投入好幾個月，然後和家人一起度過長假：八月的時候到海邊或是義大利境內的阿爾卑斯山區，耶誕假期則在比薩的家中。她是虔誠的天主教徒，與丈夫都是歌手，會參加當地的歌劇演出。給朋友的電子郵件簽名是「安麗卡的擁抱」。

她的研究計畫之一是減緩一種常見的視盲病因：一群稱為色素性視網膜炎（retinitis pigmentosa）的遺傳疾病，這種疾病是視網膜感光細胞中的基因表現有缺陷所造成的。如果你遺傳到其中一種缺陷基因，感光細胞會退化，接著會目盲，有的時候是出生後幾年，有的時候要幾十年。

安麗卡想知道感覺訊息輸入是否會影響退化過程。她和學生以小鼠為模型，讓牠們帶有讓感光細胞退化的基因。一群這樣的小鼠放在普通無趣的籠子中，另一群的籠子裡則「裝滿了玩具」：供攀爬的木頭積木、能夠躲藏的小洞，以及用來運動的轉輪。結果在豐富環境中的小鼠視力退化的速度慢多了，讓她非常驚訝。長話短說，主要的原因是轉輪（也就是運動）和視覺刺激加在一起的功效。[1]

其中緣由還不清楚，同領域的人不太關注安麗卡的發現。運動有益健康這件事不是新聞了，每個人都知道運動效果神奇，能夠減緩從頭到腳的各種疾病。但是每個苦於色素性視網膜炎的病患都應該要知道運動能減緩視網膜退化。我並不喜歡他們不知道這件事。由於安麗卡的科學研究向來毫無瑕疵，我相信最後會有更多人知道。如果我因為視網膜退化而視力開始受到影響，你得相信我會每天好好在跑步機上運動兩次。

關於無軸突細胞

所以有百分之七十六的無軸突細胞隱藏起來了，要怎麼才能夠深入了解它們呢？翻遍目錄，找尋可能的免疫化學標記應該無法讓我們有新發現了。我們需要一個普遍的方式，確認出視網膜神經元的種類，能夠讓我們找到**所有**細胞種類的技術。

解決方式分成三個部分。首先，我們決定不使用分子標記而改用細胞形狀。在神經科學萌芽階段，神經元軸突和樹突細緻的分枝模式

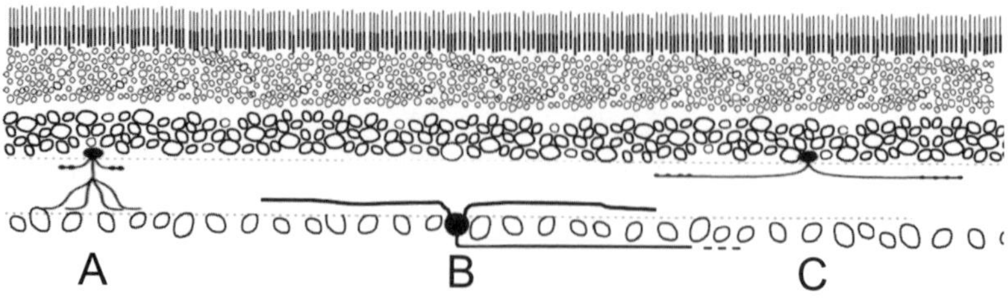

就讓科學家深深著迷。事實上卡哈爾繪製的神經元分枝最近成為麻省理工學院的主要展覽品了，是**藝術**展覽。一直有些懷疑的人堅持說，那些細胞的形狀並沒有特殊的意義，可能只是細胞發育過程的結果而已，和細胞成熟後的功能無關。但是細胞形狀之所以重要，有個無可辯駁的理由：神經元的形狀代表了神經元的突觸連結模式。

在右頁這張圖中，有三個視網膜神經元A、B和C，這是從側面看過去的，就像是在切片中的樣子。其中的A和C是無軸突細胞（這是從定義上來說：這些細胞的分枝都只伸入視網膜內側，靠近節細胞）。請注意這兩個細胞的樹突伸入到內部不同的突觸層中，這點很重要。無軸突細胞C和節細胞B之間沒有以突觸相連，因為兩者的分枝位於不同層。兩個細胞必須要接觸到才能夠形成突觸連結，但是這兩個細胞沒有。

第二個重點是要注意到細胞伸出的範圍有多廣。無軸突細胞A和C的功能應該不同，因為形狀的差異而屬於不同的細胞類型。之前提到過視網膜神經元分枝伸展的程度決定了這個細胞的視野大小，有些視網膜神經元展得比較開，而有些就比較窄。展得比較開的細胞看到

1 安麗卡一開始想到的是那種「豐富」的環境可能對視覺有益，因為這種環境對於小鼠的各種智能都好。她發現的確如此後，就進行各種實驗，分開測試環境中的各種組成成分。Barone, I., Novelli, E., & Strettoi, E. (2014). Long-term preservation of cone photoreceptors and visual acuity in rd10 mutant mice exposed to continuous environmental enrichment. *Molecular Vision*, 20, 1545–1556.

的世界比較大片，窄的就看得比較小。無軸突細胞A和C在視覺中扮演的角色不同，傳送給視網膜節細胞的訊息不同，因此讓節細胞傳給腦部的訊息也不同。

但是一開始要怎麼看到這些細胞的形狀差異呢？想像圖中顯示的是完整的細胞，在一般狀況中是看不到的。細胞本體很容易見到，那是細胞的地基，是儲藏DNA的場所，其中的胞器提供了能量，製造出細胞結構的組成成分。但是軸突和樹突這些分枝並不容易看得到，它們非常細小，更重要的是還和其他的分枝緊緊糾纏在一起。就算你能夠讓所有樹突染上色，也無法區別出來那些樹突屬於哪個神經元。

我們需要只讓某一個神經元凸顯出來的技術。除此之外，我們還需要能夠全面取樣所有無軸突細胞的可靠方式。我們使用的技術是「光學填充」（photofilling），先把整個視網膜浸泡到含有光敏感分子的溶液，讓這種分子滲透進入到視網膜所有的神經元中，然後用比單一神經元還小的光點，照射視網膜中隨便哪個無軸突細胞。這一小點亮光會引發連鎖反應，使得受到照射的神經元中整個細胞的螢光分子都發光，讓這個細胞凸顯於其他數百萬個沒有發出螢光的細胞之中。

這個技術很困難。舉例來說，無法用一般的方式為這個細胞拍照，因為拍照時所使用的光會讓那個細胞周圍所有的細胞都產生發出螢光反應。解決的方式是買一臺非常敏銳（與昂貴）的數位攝影機，能夠只用十分之一秒就拍下那個細胞，這時螢光還沒來得及擴散到周圍。這個方法用在比較小的細胞上要勝於比較大的細胞。不過經由練習，進行這項實驗的馬格麗特．麥克尼爾（Margaret MacNeil）是位熟練的博士後研究員，能夠得到穩定的成果。當她把光點照射到隨機選擇的細胞上，能夠成功得到樹突分枝影像的機會高達百分之九十四。這表示隨機取樣數百個細胞影像，便能夠確實代表整群無軸突細胞。

記得之前一開始進行這個研究時的問題嗎：如果那些我們找出的百分之二十四無軸突細胞是特殊的，那麼普通的無軸突細胞有多少呢？答案出人意料：**沒有**所謂普通的無軸突細胞。

這代表什麼意義？我們本來認為找到了擔任要角的無軸突細胞，周圍其他特化的細胞只是配角。事實是相反的，種類繁多的無軸突細胞分布得相當平均，因此我們得假設它們在視覺處理上都同樣重要。這個結論在重要的期刊上發表（論文審核的過程中沒有受到多少刁難）：視網膜中一共有二十九種不同的無軸突細胞，在處理視覺影像的過程中各自負擔不同的工作。

這麼短的內容為何值得一提？因為對於視網膜研究來說是重大線索。視網膜到底為什麼需要二十九種無軸突細胞呢？一定是在視網膜中進行的視覺訊息處理程序要比我們所想的還要多。無軸突細胞輸出的訊息主要進入節細胞，在那裡進行最後的處理之後，送往腦部。如果無軸突細胞有那麼多種類，那麼送出的訊息一定也很多種。因此這是我們了解視覺運作的重要一步。

鬼魅細胞續集：雙極細胞

我們在研究無軸突細胞時，也有其他人在探究視網膜中微小的神經迴路。這個領域中我們所知最少的內容和雙極細胞有關。之前提到，雙極細胞經由突觸接收到來自於感光細胞的訊息並加以處理，把訊息傳遞給視網膜中的無軸突細胞和節細胞，是視網膜中的重要成員。如果你把視網膜中所有的無軸突細胞去除，視網膜還是具有某種程度的功能，還是會有暫時性節細胞和支持細胞。差異在於影像沒有那麼清晰，也可能少了方向選擇細胞。失去了無軸突細胞的人依然看得見，只是影像模糊且速度變慢。可是如果你沒有雙極細胞，視網膜只能告訴腦部現在是白天還是黑夜，這是一小群本來就能夠感光的節細胞本身所具備的功能。

每個人都聽說過重大的科學進展出現的過程，那像是無端從萬里晴空中出現新的觀察結果或是概念，改變了某個科學領域。但是科學進展更多是緩慢推進的：證據持續累積，從有可能性轉變成研究可能性的高低，最後成為事實。我們對於雙極細胞的認識就是這樣建立起來的。

首先有系統記錄雙極細胞活動的人是金子章道、法

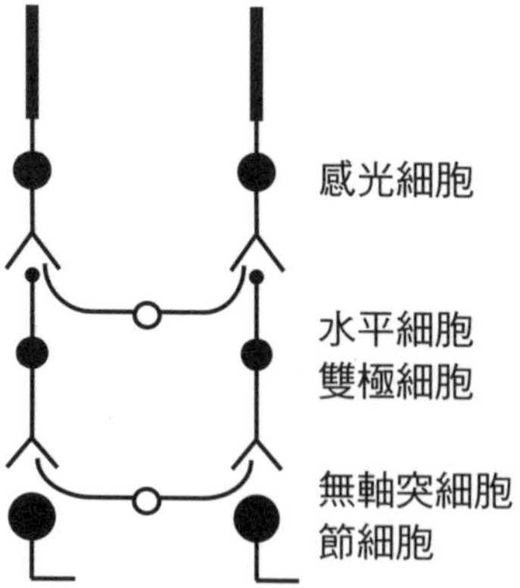

蘭克・魏布林（Frank Werblin）和約翰・道林（John Dowling），他們找到了四種類型：暫時性開啟細胞、暫時性關閉細胞、持續性開啟細胞與持續性關閉細胞。你很自然就會想到，這四種類型雙極細胞和節細胞的四種反應有密切的關係。

但是雙極細胞的狀況和無軸突細胞一樣，有理由讓人懷疑並非所有的類型都已經找出來了。到了一九九〇年代中期，有四、五個實驗室在研究雙極細胞，他們估計這種細胞的類型有四到九種。我的實驗室比較晚加入這特別的領域。我們發現之前每個人的研究結果都讓人能夠大致了解到雙極細胞的組織方式，但是這些研究結果主要來自於零星的證據，像是收集蝴蝶那樣，只從幾處取得一點點樣本。我們想要問不同的問題：首先，用之前的染色技術是否有還沒找到的雙極細胞種類？第二，是否有哪種雙極細胞數量比較多？是有一種主要細胞搭配其他輔助細胞，還是所有雙極細胞的地位都差不多？

為了回答這些問題，我們和拉維歐拉合作。他之前讓許多視網膜染色得非常漂亮，但是現在那些顯微鏡切片在實驗室中一個最底下的抽屜裡堆灰塵。[2]有個學生對這些切片進行了初步研究，但是因為拉維歐拉是完美主義者，他注意到這位學生的實驗技術起伏不定，讓這

2 拉維歐拉精通高爾基的技術，他在義大利的帕度亞大學（University of Padua）解剖系接受學術訓練，十九世紀時，高爾基也任職於該系。

個計畫中途暫停了，不過他知道可能有沒染到色的雙極細胞。

我的實驗室對這個計畫的貢獻有兩個。首先是提供了光學填充技術，讓我們能夠公正、穩定又全面地取樣雙極細胞。另外我們實驗室還有麥克尼爾，她那時候已經是神經元立體影像的攝影大師，是我們的祕密武器。解剖學家喜歡美麗的神經元照片。我們覺得這些神經元影像有點神祕，但是所見到的卻是真理的一部分。

我們甚至還有第三種用以進行分類的依據：雙極細胞可以先研究其電反應，之後以微注射的方式注入標記分子再拍照。這項工作是由我們在阿拉巴馬大學的朋友雷・達舍（Ray Dacheux）進行。

知道細胞對光的真實反應對研究大有裨益，因為細胞的反應一如形狀，能夠作為區別細胞類型的根據。染色、光學填充和微注射這三種技術各有強處，讓人難以相信有任何細胞類型能夠逃過這三種方式的分析。把所有的資訊結合起來，讓我們對研究結果很有信心，並且找出了十三種雙極細胞，下面是由艾利歐所繪製的圖。

這張圖凸顯出雙極細胞決定性的特徵：軸突分枝深入的程度。我們和其他人都發現到，不同類型雙極細胞之間最大的差異在於軸突分枝深入視

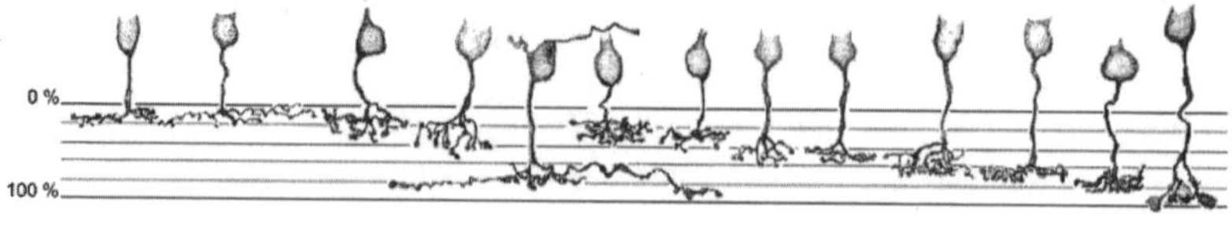

網膜突觸層的深淺。就如同之前無軸突細胞的圖解，特定雙極細胞軸突深入視網膜內部突觸層的程度，決定了會接觸到哪些無軸突細胞和節細胞。

我們發現到沒有所謂最主要的雙極細胞。雙極細胞一如無軸突細胞，各種類的分布幾乎都相同。所以說，視網膜從感光細胞傳訊到內部，約有十三種平行的途徑，這些訊息傳到約二十九種無軸突細胞以及許多視網膜節細胞，這些細胞最後編碼出的視覺訊息會傳遞到腦部。

隨著時間進展，發展出更好的染色技術，再加上精妙的免疫染色技法，魏瑟爾和他的學生再次全面清查了雙極細胞。他們的計算既精確又仔細，各種類的細胞數量加總起來剛好等於視網膜中所有雙極細胞的總量（安麗卡和我之前計算出來的）。魏瑟爾和同事的結論是：「在小鼠視網膜中有十一種錐雙極細胞（cone bipolar cell）以及一種桿雙極細胞（rod bipolar cell），所有主要的雙極細胞都已經找到，並且分類完成。」[3]即使到了現在，有更高超的電子顯微鏡技術，以及更厲害的分子遺傳標記，那份由麥可尼爾與魏瑟爾實驗室完成的分類目

3 這個成果發表後十年，電子顯微鏡連續切片的結果讓魏瑟爾的雙極細胞種類中有兩種再細分，因此實際上約有十四種。這是說法上的差異而已，魏瑟爾的基本論點依然正確。Wässle, H., Puller, C., Müller, F., & Haverkamp, S. (2009). Cone contacts, mosaics, and territories of bipolar cells in the mouse retina. *Journal of Neuroscience*, 29, 106–117. Helmstaedter, M., Briggman, K. L., Turaga, S. C., Jain, V., Seung, H. S., & Denk, W. (2013). Connectomic reconstruction of the inner plexiform layer in the mouse retina. *Nature*, *500*, 168–174.

錄依然只受到少許修改，主要細胞種類約在十二種到十五種之間，取決於分類的標準。

雙極細胞是視網膜的核心，這十幾種雙極細胞代表了視覺的「原始狀態」。在視網膜與腦部後續演化階段中，開始能夠以不同的組合方式匯集來自雙極細胞的訊息，加以修改，某些訊息受到強化，另一些訊息則忽略。不過腦部無法超越雙極細胞設下的限制，它們是視覺中最基本的元素。

布萊恩・波伊考特

二十世紀末期最具有影響力的視網膜學者是波伊考特，他並沒有高等學位，卻是英國皇家學會的會員。

我頭一次見到他，是在位於英國倫敦德魯里巷（Drury Lane）的國王學院（King's College）。[4]那是一個空蕩蕩又積滿灰塵的地方，木櫃子中塞滿了儀器和古老的筆記本。布萊恩那時已經是傑出的科學家了，為生物物理研究院（Institute of Biophysics）的所長，當年沒沒無聞而現在已經廣為人知的羅莎琳・佛蘭克林（Rosalind Franklin）當年就是在這個研究院中拍攝了ＤＮＡ的Ｘ光繞射照片，讓華生與克利克藉以發現ＤＮＡ的結構。他穿著單色的襯衫和寬鬆的便褲，沒有繫領帶，肚皮垂在腰帶上，抽沒有濾嘴的香菸。我當時才剛開始從事研究，在自己的大學之外稍有名氣，充滿野心且非常緊張。我們面對面坐在實驗室的凳子上，他幾乎沒有任何遲疑猶豫，就開始問我的實驗，以及從人脈得到的各種消息。我們一直聊到下班時間，之後我們有許多次這樣充滿了菸味的長談。

波伊考特於一九二四年冬天出生在英國克羅伊登（Croydon），七歲的時候母親帶著他逃離酗酒的父親，這時處於經濟大蕭條時期，母子倆失去了金錢支柱，只能在朋友處住了幾個月，後來母親找到了一份低薪的工作，能租一間房居住。

幸好布萊恩沒在身邊的父親曾是共濟會員，能就讀共濟會的慈善學校。那是一所典型的英國住宿學校，會提供食物、宿舍，甚至衣物。他八歲時入學，除了短暫的假期之外，年輕時期都在共濟會的學校中度過。

布萊恩小的時候多病，但是並未因此過得不快樂，只不過在學業上沒有傑出之處。他的法文和數學不及格，化學和物理只是低空飛過。劍橋大學拒絕了他的入學申請，他到倫敦大學所屬的伯貝克學院（Birbeck College）就讀，這所學院是為了「技術人員在晚間就讀」而開辦的，也就是夜校。當時第二次世界大戰已經展開，處於閃電戰的高峰期，伯貝克學院受

---

4 波伊考特的事蹟來自作者本人與他的互動，以及兩本傑出的紀念文集：Boycott, B. B. (2001). Brian B. Boycott. In Squire, L. R., (Ed.). *The history of neuroscience in autobiography*. San Francisco: Academic Press. Wässle, H. (2002). Brian Blundell Boycott, 10 December 1924–22 April 2000. *Biographical Memoirs of Fellows of the Royal Society, 48*, 51–68.

到轟炸，課程只能在殘存建築的地下室中進行，屋頂是鐵製波浪板。倫敦大學日間部的學生已經疏散到平靜舒適的北威爾斯，但是波伊考特和他的夜校同學要在鐵屋頂下上課，夏季有如烤箱，下雨時雨聲震耳欲聾。

他到處找白天的工作，最後成為動物系動物房的助理，工作包括了清潔獸籠。他是否願意去做骯髒工作可能是一項測試，因為不久之後他就成為生理實驗室的低階助理，從事更有趣的工作。

在那一年之前，生理實驗室由突觸生物學先驅亨利．戴爾爵士（Sir Henry Dale）掌管，之後實驗室依然維持戴爾時代的架構和規矩。波伊考特在大學四年中白天在實驗室有全職工作，對於處於起步階段的生物學家而言是絕佳的經歷。在動物房中，布萊恩和工人階級並肩工作，他很喜歡工人並且尊重他們；在戴爾的實驗室中，他和科學菁英並肩工作。在那個年代，研究團隊都還很小，就算是世界知名的戴爾手下的同仁和技術人員可能也不會超過十五名。我覺得那位傑出的年輕助理可能在實驗室中有些受寵，因為他很快就能夠自己從事實驗了，其中一個是要把狗放在平臺上擺動，直到狗嘔吐為止。這是英國皇家空軍要求進行的實驗，顯然是為了了解暈機的基本生物學原理。布萊恩沒有告訴我學到了什麼關於嘔吐的知識，但是他說有條聰明的狗，看到了那些裝置就會開始嘔吐，這樣一整天就不適合接受實驗了。布萊恩一直都對帕夫洛夫的制約實驗有興趣，可能不是巧合。

後來布萊恩在文章中提到這段時期，他自己製造所使用的儀器，和許多科學家建立情誼，同時也寫了第一篇科學論文，內容是測量水底蛙人所戴呼吸器中二氧化碳累積量的新方法。但不幸軍方認為這篇論文屬於「機密」（但是當時戰爭已經結束了），於是他的第一篇論文無法發表出來。

不過他的老闆對此顯然印象深刻。他在伯貝克學院畢業之後，成為大學學院（University College）動物系的助理講師，主要工作是在初級課程中教授實驗，這是低階的工作，現在多由畢業生助教擔任。他註冊攻讀博士學位，不過因為要去擔任楊恩（J. Z. Young）的研究助理而暫停了。這位世界知名海洋生物學家的實驗室位於義大利的那不勒斯。他對於波伊考特唯一的指導是看看能否從研究章魚的腦部，得到一些關於學習行為的發現。海洋中富含比較簡單的生物，能夠讓動物學家發現普遍性的原理。

他們對於學習的神經學基礎研究受到好評，除了在科學界流傳之外，也登上了大眾媒體（章魚有學習能力！）。但是缺點在於布萊恩這位著名的指導教授比較專注在發表下一篇論文，而不是布萊恩寫的博士論文，因此這篇論文沒有完成。不過在此同時，年輕的波伊考特在科學廣受推崇。英國當局有特殊的做事方法，認為博士學位並非必要，而讓布萊恩升遷到正式的教職。後來有人稱呼他為波伊考特博士時，他都會得意地指出他正式的頭銜是波伊考特教授。

從那不勒斯回到英國之後，他也對其他和學習有關的主題發生興趣，其中之一是松鼠冬眠時腦部的變化。可能是因為需要松鼠吧，他在哈佛大學擔任一年只有一個學期長的教職，當地的地松鼠要比倫敦來得多。

他在哈佛大學遇到了道林，兩人共同研究，得到了巨大的進展。道林之前用電子顯微鏡研究哺乳動物的視網膜，觀察到了有趣的突觸排列方式，但是電子顯微鏡的放大倍率太高了，在這樣高的倍率之下，道林難以找出這些突觸屬於哪些細胞的。波伊考特是全細胞染色的高手，他從對於章魚的研究學到了許多解析神經迴路的方法。波伊考特和道林很快就了解到彼此能夠互補，兩人共同發表了一篇關於視網膜連結的重大論文，之後其他的研究都是從這篇論文出發的。

布萊恩具有看穿事物全貌的眼光，同時又能夠精確地挑出在研究視網膜時下一步有哪些重要的問題。他自己的研究專注在視網膜的細微結構，只有一位技術人員幫忙，但是他最大的貢獻可能是讓這個領域的新人有更為寬廣的視野。布萊恩每年有幾個月的時間在魏瑟爾於德國法蘭克福的實驗室中擔任顧問、批評者和編輯，也是讓人愉快的藏鏡人。魏瑟爾是傑出的科學家，也是有效率的行政管理者，同時掌握了馬克斯普朗克研究所的實驗資源。當布萊恩想出了什麼點子，魏瑟爾的實驗室就開始揮汗研究其中的細節。他們兩人雖然有世代差異，但是屬於同一類的人：情緒高昂、品行端正、嚴守紀律、堅持己見。

波伊考特的生活雖然單純，但是他的個性並不古板，對於世界各地的事情、政治與社會科學都深感興趣，也喜歡美食與美酒。同一群人中他會是第一個提議要去酒吧的。雖然他在科學界的地位很高，而且好批評，但是不論是對警衛、博士後研究員，或是最資深的教授等所有人都能談得來，而且什麼都可以聊：隨口而出的話題、職業生涯問題、政治，或是艱深的理論。如果你有事情要說，他是個好聽眾。如果他後來覺得你的水準還不夠，會友善地提醒你他自己不會採用這樣的觀點。他不會去參加大型科學會議，並且說受歡迎的會議只是「一群綿羊集合」。他的演講幾乎不事先練習，內容隨意，有時候會離題，和TED式的演講大相逕庭，後者使用現在很流行的簡單圖表。

布萊恩會接近他感興趣的年輕科學家。他在美國的時候，通常會住在我鄰近波士頓的小房子裡。我們兩人會坐在屋後的走廊，談論要怎樣才能夠了解視網膜細胞的群體、交換朋友間的八卦，喝波本酒，直到深夜。布萊恩去世後，視網膜科學家決定兩年一次頒獎給有成就的科學家來紀念他。我們會在美國佛蒙特州的山區集會並且頒發波伊考特獎。波伊考特深受敬重與喜愛，這個獎也十分珍貴：有一紙獎狀，以及一瓶他最喜歡的單一麥芽威士忌。

第五章
眼睛傳到腦中的訊息

在一次實作中，編碼器處理第一組學習到的視覺知識基本類別的程序，排除了一個影像壓縮前的視覺資訊……（之後）解碼器處理一組獨立學習到的影像知識基本類別的過程，加入了一個之前排除的影像解碼後的視覺資料。

——一份視覺辨認演算法的美國專利申請書

不可能**知道**所有的真實，但是完全有可能**了解**。

——布萊恩．湯普森（Brian Thompson），《禪宗思維》（*Zen Thinking*）

我們現在知道了視網膜中的主要細胞，可以開始了解這些細胞傳到神經系統其他部位的訊息是什麼。

之前提到過一個主要原則：所有視覺的解析度取決於視網膜節細胞的排列組成，就像螢幕上像素的密度決定了螢幕解析度。視網膜節細胞排列得愈緊密，某人或某動物看到的影像便愈銳利。

我也提到了其他原則，例如視網膜所傳遞資訊的類型：有些節細胞主要在光出現時有反應，有些在光消失時有反應，有些的反應是暫時的，有些則是持續的。

我們現在更了解節細胞了。最近估計幾乎所有哺乳動物都具備了至少三十種節細胞，每種負責不同的視覺刺激。我將會告訴你其中的幾種。細節並不比普遍概念重要，而這是很重要的概念。要知道，從節細胞傳出的訊息是視網膜傳給腦的最終訊息，腦對於視覺世界的了解，就是從這些訊息而來的，因為這些是唯一由眼睛傳到腦的訊息。

「聰明」節細胞

到目前為止，我提到的都是普通的視網膜節細胞類型：開啟細胞、關閉細胞、持續性細胞、暫時性細胞。但是還有其他種類的節細胞，其中最有名的是「聰明」節細胞，負責方向性選擇，它們對於某方向的運動刺激有反應，相同的刺激如果運動方向相反就不會有反應。換句話說，這種細胞只是對運動**方向**有反應，對哪種物體在運動沒反應。某個方向選擇細胞會對視野中從左到右橫過的光亮邊緣有反應，也會對從左往右移動的黑色邊緣有反應，從物理的角度來看，是非常不同的刺激。方向選擇性細胞並不在意移動的物體很大或是很小，只要是從左往右移動的就好。在下頁圖中，虛線圓圈代表接受域，小圓圈是造成視覺刺激的對象。方向選擇性細胞接受域中的移動物體只要比接受域小，不論是在接受域中哪個位置，都會產生反應。這項能力的神經機制非常特別，我不會詳細說明，但是我的德國朋友在二〇一五年解開這個謎時，我們都認為是項大勝利。

我們知道這種細胞帶來的優點：在移動時有助於控制眼睛的位置。設想一下你坐在火車或汽車中朝著窗外看去，這時窗外的景物往後流過，如果你的眼睛維持不動，影像將會一片模糊。但事實上你無法強迫讓你的眼睛固定不動而不要追著移動的景物。目光會往後移動，然後再跳往前看著移動的景象。如果你懷疑這點，下次你坐在火車或汽車中朝著窗外看去時，可以請其他人注意你的眼睛。

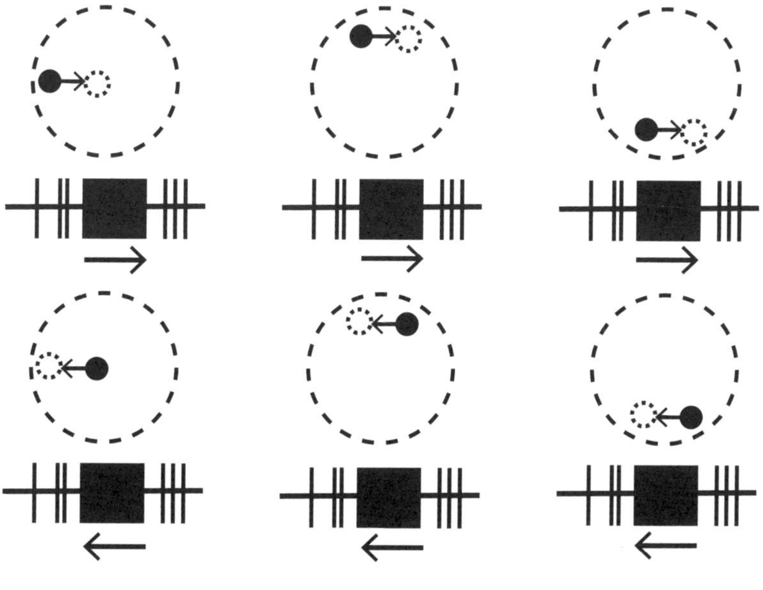

視網膜中的方向選擇性細胞主要的作用就是在於這種反射動作。如果眼睛固定不動，物體的影像會移動到視網膜之外，這時方向選擇性神經元便會啟動，告訴腦部影像移動了以及移動的方向。腦中的一個「核」接收到這個訊息之後，會傳遞精確的訊息到控制眼睛的肌肉，指出要如何收縮才能夠讓影像留在視網膜中。

這種反射動作的重要性不只是讓我們搭火車或汽車時能夠看得清，在走路的時候也是，而且這時的運動方式更為複雜。人類的步行實際上是從一點跳到另一點，我們的眼睛必須要能夠配合這種奇特的動線。你的方向選擇性視網膜節細胞，能夠讓你在進行走動這種複雜運動的時候穩定視線。你可以請人在你的眼前移動印著大字的紙張，而你的視線只能朝前不動。如果沒有這個讓影像穩定的機制，你看到的世界就是那樣一片模糊。

第二種聰明的視網膜節細胞是區域性邊緣偵測細胞（local edge detector），這種細胞對於接受域中移動非常緩慢的小點有反應。強大的刺激不會刺激這種細胞，實際上在地平面上，沒有哪種類型的影像能夠強烈刺激這種細胞。威廉．列維克（William Levick）在兔子的視網膜中發現這種細胞，他認為這是兔子身為獵物所演化出來的適應特性：老鷹在高空上盤旋時，在視網膜上的樣貌就像是緩慢移動的小點。許多地棲齧齒類動物具備了這種節細胞，代表了兔子或是老鼠的視網膜會觀察天空，注意是否有危險。

早期的實驗在蛙類的視網膜中也找到了方向選擇性神經元，當時的科學家認為這種神經元是用來發現昆蟲的，相當合理的推測。但是老鷹也會吃蛙類，所以這種神經元是來找老鷹還是找蟲子的？事實是我們並不確定這類細胞的固定用途，要等到了解整個知覺過程，也就是腦部計算接收到的訊息之後才會知道。不過在此同時，以人類為中心的描述有助於了解這些細胞的行為，同時容易記得。這些細胞也提醒了我們，演化並非平白無故塑造這些奇妙的細胞：它們能夠幫助該物種在牠們獨特的視覺世界中存活下來。

最後一個例子是「受對比抑制細胞」（suppressed-by-contrast cell），名字不太容易讓人記得。這種細胞只有在接受域中出現了一個邊緣時才會變得沉寂。要記得那得是個**邊緣**才行，大型散射的光不會造成反應。這個細胞不只會變得沉寂，而且只要有邊緣在接受域中，就會一直維持沉寂的狀態。該細胞的另一個特性也是由列維克發現的：在沒有任何刺激的狀態下會自動地維持興奮狀態。因此任何實驗者都能輕易發現沉寂狀態，當然腦部也會發現。

我會提到「受對比抑制細胞」是因為它對於動物的用途依然模糊難解，大家都在猜想這種細胞在視覺上的用途。之前也提到，還有其他許多種類的細胞對於視覺的貢獻依然屬於未知。我們知道有這些種類存在，它們在視網膜上的分布是平均的，同時各自表現出不同組的基因。這些細胞中，有的功能顯而易見，特別是我們將其命名為「移動偵測細胞」之類時。但是其他絕大多數的細胞功能都完全不清楚。[1]

節細胞的群策群力

到目前為止，我們主要考慮的是個別節細胞某個時間點傳遞到腦部的訊息。在之前還提到了節細胞的目的和動物視覺銳利程度有關，並且舉了人類和老鷹為例子。人類約有一百萬個視網膜節細胞，這些種類不同的節細胞要如何一起傳遞視覺影像？

首先我們可以從某種節細胞開始思考，這類節細胞會把影像中某個面向的訊息傳送到腦。你顯然會希望這種節細胞在視網膜中到處都有，這樣視覺中這個面向的訊息才不會有空隙。你也不會想要節細胞的數量多到超出必要，原因也很明顯，在之前已經提到，視網膜盡量讓完成工作所需的結構縮小。因此視網膜中的各種節細胞只有剛好足夠的數量，排列在視網膜表面，就如同下面這張圖。

如果有一種以上的視網膜節細胞，狀況會是怎樣？想像一下有三種，在下頁圖中每一種的深淺都不同。

先當成這三種分別是持續性開啟細胞、方向性選擇細胞，以及受對比抑制細胞。在下頁圖中，視網膜表面有這三種節細胞，而不是某一種覆蓋整個視網膜表面。有些區域只有一種節

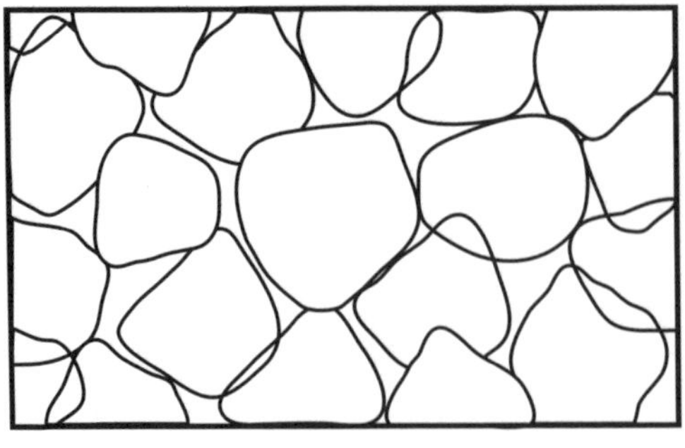

細胞，缺乏其他兩種。如果你的視網膜真的是這樣，後果便是視覺中會有許多缺失，更精確地說，因為沒有了那種細胞，你缺失的是看到視覺中某些特殊面向的能力。舉例來說，如果缺少的是偵測運動的視網膜節細胞，你就看不到移動造成的刺激（事實上有些不幸的人天生就如此，他們的眼睛會持續左右來回晃動，無法定下來）。

　實際的狀況是，這三種視網膜節細胞每一種都是各自獨立排列在視網膜上，就如下頁圖畫出來的樣子。三種節細胞會彼此交錯、疊在一起。在這個例子中，如果你拿一根針刺入視網

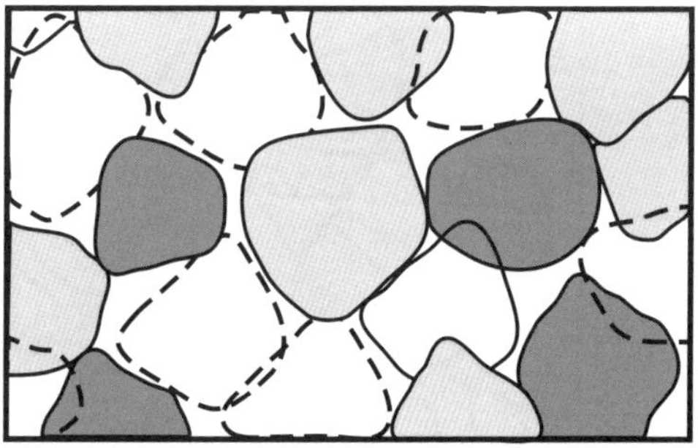

1　這是簡化的說法。我一直說有三十種呈現的方式，也就是有三十種視網膜節細胞。實際上為了行文簡單，我不會一直提到各物種有差異。在不同種類的動物中，呈現的數量也各有變化，各物種所生活的環境對於視覺有各自的要求。在小鼠，這個數字可能高達五十。在靈長類動物中，可能要少一些。

同樣的，不同的物種也有各自特殊之處，這可以從視網膜細胞的分布方式看出來。許多棲息在地面上的動物具有「視覺帶」（visual streak）：水平方向的帶狀高神經元密度區域，有助於這些被當成獵物的動物掃視地平線上的掠食者。哺乳類動物視網膜中央有一個小區域，具有特別小型的節細胞，排列得異常緊密。人類因此視野中央要比周邊清晰得多，這一點在書中已經提到了。不過所有的視網膜基本運作方式都相同，都能夠調整亮度、強化邊緣。目前所研究的視網膜，都會讓影像片段化，各自呈現，告知腦部關於視覺的不同面向。

膜上任何一個點，都會刺到這三種視網膜節細胞的接受域。

由於視覺世界是投影在視網膜的影像，這個結果讓我們推論出一個關於視覺的重要事實：**視覺影像上每一個點，都有將近三十個不同種分析器（節細胞）傳遞相關訊息到腦，每個分析器都描述了在現實世界中這個點的不同特徵**。

在左頁的照片中，我加注了節細胞對於照片中某一個點所傳遞給腦的訊息，以位於籃球員肩膀上的黑點表示。對於這個點，視網膜中不同的神經元傳遞出不同的消息。舉例來說，有一組神經元會啟動，告訴腦部是否有東西往左、往右、往上或是往下移動。另一組神經元會報告那一點的光譜顏色。區域性邊緣偵測神經元（local edge-detecting neuron）這個時候卻只有微弱的反應，因為那個區域中沒有邊緣（這個神經元看到的區域內部幾乎是均勻的，沒有蟲或是在高空

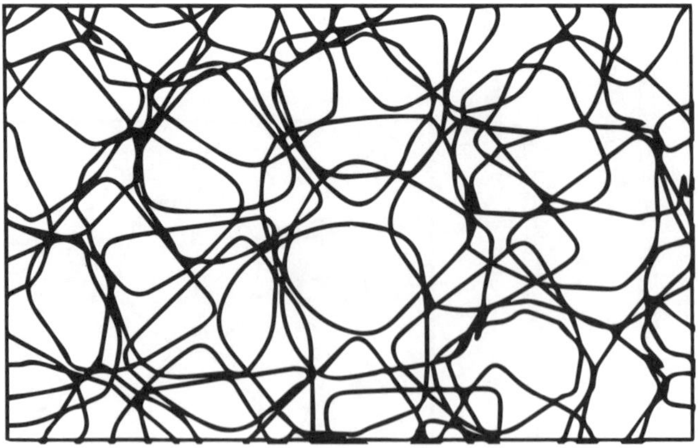

盤旋的老鷹）。最後，我們經由結構和基因表現的差異，得知還有其他類型的節細胞，但是並不清楚它們傳遞給腦的訊息是什麼模樣。

還有另一個方法說明這種現象。如果有些類型的視網膜節細胞消失了，你看到的影像會是什麼樣子？下頁的圖就是（借用Adobe Photoshop做出的）類似影像。左邊的是沒有了邊緣感知節細胞時林肯總統的模樣，中間的是只有邊緣感知細胞時的模樣，粗糙又缺乏細節。兩者加在一起，成為我們熟悉的照片。

三十種不同的呈現方式代表了大量的資訊，對腦來說一定很棒吧！但是腦要如何吸收這些資訊呢？這些資訊都是彼此獨立的訊息，由原來的視覺影像徹底解構而成，要如

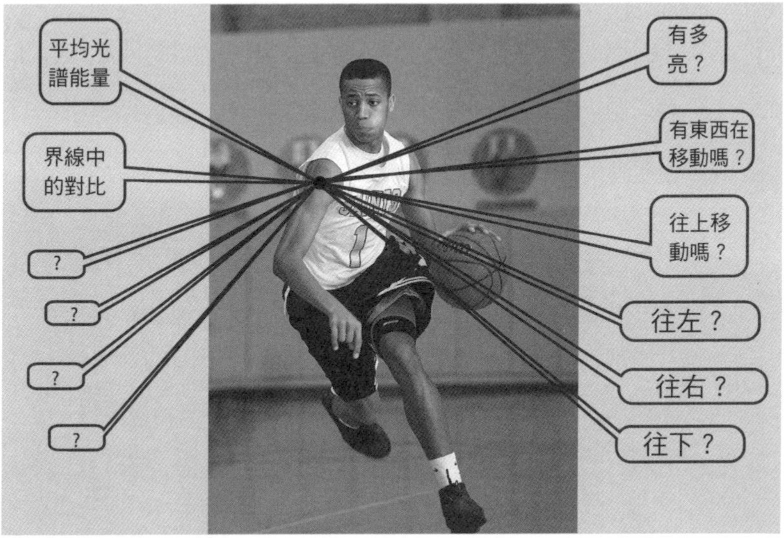

何匯集起來成為一種知覺呢？我們主觀看來像是一幀影像或是照片的東西，之前已經分解成一大串不同的呈現方式。你可以把它們想成是那個影像的各個參數。這些不同影像再次組合起來的方式，現在依然是知覺的謎題之一，在最後面的幾章中會再提到。

在二〇〇〇年代以前，世人認為視網膜只是一個簡單的神經系統，只有幾種主要的細胞類型。後來發現有二十九種無軸突細胞和十三種雙極細胞時，引發了震撼，許多人打從心底排拒這個概念。有一次我在演說的時候，後排一位聽眾說：「你們解剖學家只是在做著沒前途的分類工作而已，你們認為多出一個小分枝就可以增加一個細胞類型。」但是我們的證據是無可爭辯的：只要解剖學家、生化學家和生理學家都真的了解了某一種細胞，就會發現這種細胞在視網膜迴路中有獨特的功能。結構上不同的細胞，一定和其他細胞有不同的功能。

這也指出了腦部也同樣複雜，只是大部分人都忽略了。

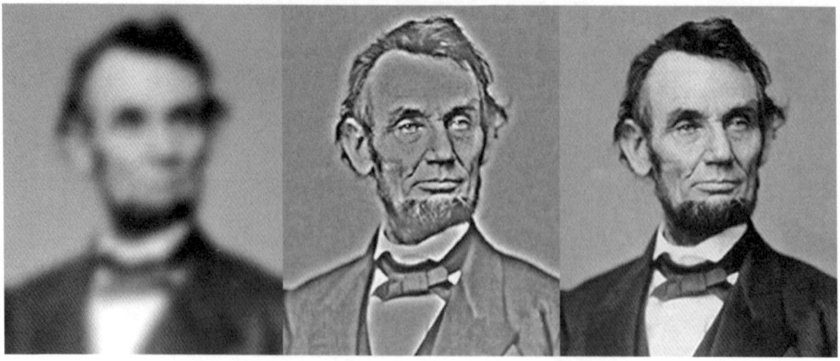

我們實驗室發表了有二十九種無軸突細胞的論文後，一位備受敬重的神經科學家計算出來，腦部皮質中至少有一千種不同的細胞類型，這個數字遠超過之前任何人對於皮質的想法，而證據一直都在等著人來發現。[2]到頭來，我們了解到視網膜的構造並不單純，而神經系統其他部分複雜的程度一定遠超過我們的想像。

下面這張圖是一般哺乳類動物視網膜中的細胞類型，但並非全部，因為在這張圖繪製完成之後又發現其他的細胞類型。不過這張圖還是成為神經系統複雜性的代表。這個系統引起了無數話題，發現了那麼多的細胞類型，改變了我們對於腦部運作的想法：不是要看少數幾種細胞的各種組合方式。我們現在要看的是……

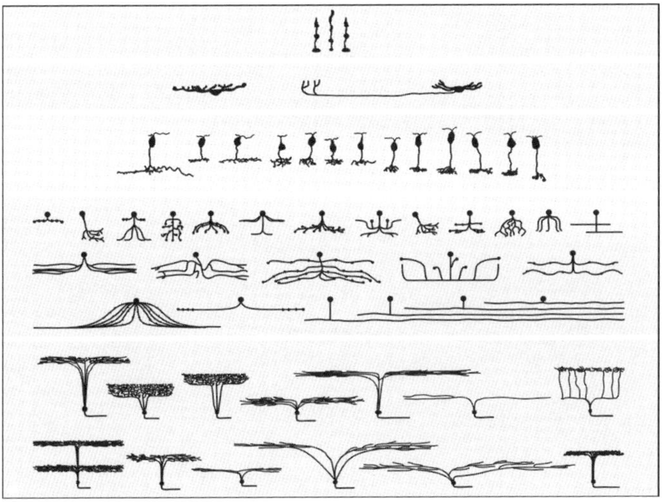

2 Stevens, C. F. (1998). Neuronal diversity: Too many cell types for comfort? *Current Biology, 8*, R708–R710.

數百種不同的微小迴路？

的確如此，庫夫勒辛辣到極點的話是正確的：你從研究特殊的現象得到普遍的知識。我們認識到神經系統是那麼多樣，因此複雜的程度也難以解析，遠超過傳統概念中所認定的。而我們是靠著計算神經元的數量，了解到這一點。

第二部

進入荒野

讓我們暫時停下腳步，捫心自問這些費盡心力所得到的科學成果到底有什麼意義。從好的一面來看，我們解析了視覺處理的基本原理：視網膜分解了視覺影像，成為大約三十個各自獨立的資訊流，每項資訊報告了腦部視覺世界中某個特徵。實際上，我們看到的是由三十個參數組成的世界，現在只了解其中幾個。不同途徑的資訊通道編碼了視覺世界中的不同特徵：邊緣、亮度、運動、顏色等。視覺影像中的每個點，都受到三十種編碼的轉換。除此之外，本書將會提到這些偵測細胞轉換出來的資訊如何傳送到腦部。舉例來說，初級視覺皮質（primary visual cortex）中，有的細胞對於特殊指向的邊緣有精確的反應。

但是這些發現能讓我們多接近最終目標：在人群中認出自己孩子的臉，不論他的臉呈現在視網膜的樣子有幾百幾千種？

初級視覺皮質位於腦部後方。如果我們站在那裡往眼睛方向看去，就像是早期的海洋探險家，想要跨過神祕的腦部之海，其中只有幾座小島為人所知並標注在地圖上。我們想要探索這片海洋上其他許多未知的大地，就如同頁一三〇那張圖中有許多空白之處。為何會知道自己對於這張地圖上的視覺區域所知甚少？主要是來自於我們用微電極記錄神經元的實驗，以及成像技術掃描腦部的結果。我將會說明這些實驗得到的結果，指出了有些特定的區域很可能是負責辨認特定圖樣的，特別是物體和特定臉孔的圖樣。但是我們目前所具備的知識就如同那張地圖中的零星島嶼，只能夠從這些事實連接成粗糙的故事線。

在第二部中，我將敘述這個剛開始的故事，有些頂尖的神經科學家和電腦科學家在這個故事的骨架上增添了一些血肉。其中對於視覺系統的詮釋將異於教科書的觀點。這個觀點的推測是由特殊的微小迴路組成的架構，但是並沒有說這些迴路與架構到底是什麼。這是我們首次認真地嘗試將更多的點連接起來。

第六章
感覺訊息進入腦部

噢，為他演奏第一首曲子
把匕首刺進他的心臟
把砧板墊在他的腦下
揀裡面諷刺的顏色

——史蒂文斯

到目前為止，我們描繪出視網膜輸出到腦部的路徑，但是之後的過程完全不清楚。傳到腦部的路徑有三十條，我們能夠找到每一條所抵達的目的地嗎？答案是有些可以辨到，但是有些不能。我們知道許多條目的地，但是其他的目前並不清楚。在這一章中，我將描述一些已經知道的目的地，以及最後的終點視覺皮質，視覺辨識的大門。

最先發生的事情

從視網膜輸出的訊息由視網膜節細胞的軸突傳遞，傳到腦中的兩個重要部位中細胞的突觸上，[1]這兩個部位是外側膝狀核（lateral geniculate nucleus）和上丘。

上丘中「丘」這個字的原文是拉丁文colliculus，意思是「小山丘」。早期的解剖學家會取這個名字，是因為在中腦（midbrain）後側有一個小隆起（「丘」），上丘就位於這個小隆起之上，相當合理的命名方式。上丘的下方是「下丘」（inferior colliculus），和聽覺有關。

從現在的研究結果得知，上丘主要的功能和視覺導向（visual orienting）有關。來自視網膜的訊息抵達上丘，上丘會讓我們注意到這個訊息構成的視覺世界中某個特別的區域。如果用電極刺激動物上丘的一個點，動物的眼睛和頭部會朝向視野的某個位置。如果動物的上丘受到損傷，便會忽略視野中的某些區域，在該區域中出現的事件不會引起動物的注意力。

很不幸，我們無法知道沒有上丘時主觀的視覺體驗會是如何。我們需要由病人的報告才能夠知道這種體驗，但是上丘距離腦中主宰意識的部位約只有一公分，在人腦中發生的損傷往往不只波及到上丘，周邊的部位幾乎都產生了損傷，在這種狀況下，注意力無法集中到視野中某個區域比起來就只是個小問題。

上丘中有許多看起來很有趣的中間神經元，也有很多分枝延伸到腦中其他部位，來自其他部位的分枝也會深入上丘。上丘實際上是一個多層結構，有些層接收的不是視覺訊息，而是由聽覺構成的空間。上丘的確有視覺導向的功能，但是在其中有幾層是讓動物朝向聲音來源，而不是視覺中的某個區域。你閉上眼睛時聽到一個聲音，上丘依然會讓你的眼睛朝向聲音來源移動。在視覺世界中，視覺線索和聲音線索經常來自同一個區域：可能是翼手龍的叫聲，或是拍動翅膀的聲音。在這種狀況下，視覺資訊和聽覺資訊會結合起來，讓你更清楚知道這種史前時代空中狩獵者的位置。

視神經軸突另一個主要的連接目標是外側膝狀核，原文中 geniculate 來自拉丁文，是「膝蓋模樣」的意思，「核」是指一群神經元聚集而成的結構（外側膝狀核的形狀有點色情）。視神經的訊息經由軸突傳到外側膝狀核中的神經元，而這些神經元有許多軸突延伸到視覺皮質。外側膝狀核是訊息傳遞到視覺皮質途徑中最重要的中繼站。外側膝狀核、視覺皮質或是兩者之間的連接途徑受傷，會讓人看不到視野中某些部分。視網膜到外側膝狀核到視覺皮質的

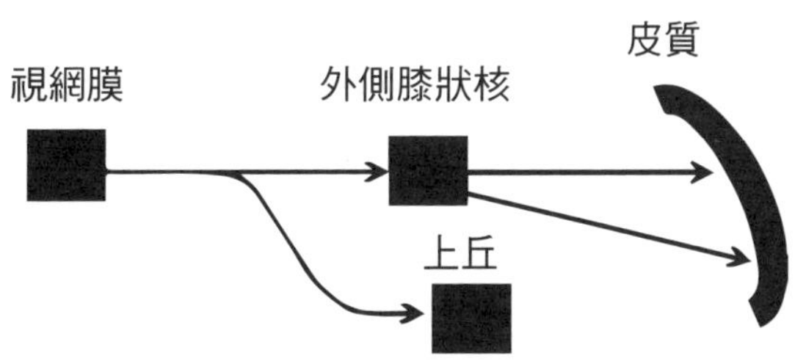

1　這裡提到的當然是主要目的地，視網膜有些小的軸突還延伸到腦中其他約五十個部位，其中最著名的是頂蓋前核（pretectal nuclei），讓眼光能夠跟著目標物移動。當然還有其他許多部位，其中有些功能尚不清楚。

途徑，是意識視覺（conscious vision）的主要傳遞路徑。

如果視網膜節細胞的軸突經由突觸和外側膝狀核中的神經元連接，那麼膝狀核中的神經元對於視覺產生的反應是什麼？從後見之明來看，答案應該很容易就可以推敲出來：如同視網膜節細胞那般的反應，事實上這樣的事情經常發生。記錄外側膝狀核中的神經元活動，發現到這些神經元可以分成主要四群：暫時性開啟細胞、持續性開啟細胞、暫時性關閉細胞、持續性關閉細胞，以及其他「聰明」視覺分析細胞。它們送出的訊息會直接送往視覺皮質。

但是每個研究生都會學到，外側膝狀核並不僅僅是轉接站。我們要讓他們了解這一點，因為他們必須理解，對大自然來說，把整個核結構放在視網膜和皮質之間，除了傳遞相同的事情之外什麼都不做，是完全沒有意義的。我們從解剖研究中得知，外側膝狀核最大的資料來源並不是視神經，意外的是，從視覺皮質伸到外側膝狀核的軸突，比來自視網膜的軸突多得多，前者占了深入外側膝狀核軸突中的八成。有許多理論解釋這個現象，但是沒有人確實知道這樣龐大的回饋迴路的作用是什麼。有些時候事情就是這樣。

那麼，外側膝狀核的功用到底是什麼？有幾個傑出的實驗室同時記錄了視網膜中節細胞以及這些節細胞軸突連結到的外側膝狀核中之個別細胞。我向你保證，這得有很厲害的技術才能辦得到。那些科學家在貓和猴子中發現到，外側膝狀核其神經元的活躍模式的確和那些送來訊息的視網膜神經元很接近（在小鼠中也是如此，但是其中有一群細胞接收了非常多樣的訊息）。[2]

我們也很清楚外側膝狀核加強了邊緣強化的效果：變化交界的點在視網膜中受到強化，在外側膝狀核又更為加強。這種效果是由視網膜和傳遞路徑上的一些中介神經元的連接所造成，那些中介神經元就是為了強化而存在的。邊緣強化的影響力非常大，在外側膝狀核中有些神經元只對邊緣附近有反應，而對於大片平滑的物體（缺乏邊緣）幾乎沒有反應。

在外側膝狀核中會發生的另一件事，是其他外來事件會讓資訊的力道加強或是減弱，特別是會影響到整個腦部興奮程度的事件。你睡覺的時候，從視網膜抵達皮質的資訊便減少了。這很合理，就像是搭乘夜間飛機時戴上眼罩。外側膝狀核功能有更為精細的一面：當你的注意力放在不同地方時，外側膝狀核的運作也會隨著增強或減弱。我們認為，如果你的注意力集中在聽覺上，視覺處理便會減少，因此在相同的視覺刺激下，外側膝狀核傳到皮質的

2 最近的生理學研究指出，小鼠有許多外側膝狀核細胞接受單一功能類型視網膜節細胞所傳出的資訊，但是還有其他細胞接受了多種類型，這個現象是否僅限於小鼠則還不清楚。Roman Roson, M., Bauer, Y., Kotkat, A. H., Berens, P., Euler, T., & Busse, L. (2019). Mouse dLGN receives functional input from a diverse population of retinal ganglion cells with limited convergence. *Neuron, 102*(2), 462–476. Rompani, S. B., Mullner, F. E., Wanner, A., Zhang, C., Roth, C. N., Yonehara, K., & Roska, B. (2017). Different modes of visual integration in the lateral geniculate nucleus revealed by single-cell-initiated transsynaptic tracing. *Neuron, 93*(4), 767–777.

訊息會減少。外側膝狀核會編輯傳到皮質的訊息。

尋常的一天：記錄腦活動

這一節中會談論接下來發生的事情：外側膝狀核輸出的訊息去了哪？以及這些訊息後來的狀況。不過一開始我想要告訴你是怎樣發現這些事情的。請容我向你介紹實驗室中的一天，看看神經科學研究的過程以及做這事的感覺。

我會用記錄單一神經元活動的博士後研究員一天當成例子。不同的實驗室的格局與每日工作安排的時間表不同，這個例子是綜合起來的。之後才會出現的神奇新科技這裡先略去不談，現在依然有許多人用我這裡描述的方法記錄神經元的活動。

會想描述這個過程，是因為你在其他的地方不可能讀到相關的內容。科學期刊的編輯並不多愁善感，意圖激起讀者的情緒，也不關心作者的人格，在我的想像中，小說的編輯才會如此。那些科學期刊編輯至少在正職工作中是死板的混蛋，他們讓論文文體自由發揮的範圍，只限於我們如何拼寫自己的名字而已。但是絕大多數的人對於科學發現的看法，都是由這些期刊編輯所塑造出來的。科學期刊有嚴格而且正式的文體規則，這是為了讓論文中的訊息精確而且緊密，沒有主觀性的空間，而只能稍微發揮個人見解（這些見解還要特別標注出來）。論文作者一年的工作內容往往只有十頁的篇幅。在這種狀況下，當然不會有篇幅容納科學家進行實驗時的個人體驗。科學家的一天就像是這樣：

我們博士後研究員大約在早上九點抵達實驗室，實驗室老闆會晚幾分鐘進來，和我們打聲招呼後就會到自己的辦公室了。老闆會看東西和寫東西，遠遠地留意我們做的事情。老闆是正職教授，而且實驗經驗豐富，才能夠有這個好工作。不過我們博士後研究員還必須親自動手做實驗，只在有些新發現或是儀器出狀況的時候，才會去找老闆。

我們的實驗室有三個房間，第一個房間是一般工作區，長寬大約七公尺，中央有一座手術檯，上面掛著巨大的手術燈。再靠裡面的牆邊有實驗桌，桌面是扎實堅固的黑色塑膠，上面放著大水槽。實驗桌上是玻璃門櫃子，收著手術器材和其他做實驗時需要用到的各色雜物。書櫃靠在側邊的牆上，裡面有科學期刊和整排實驗室筆記本，這些筆記本都是淡綠色的，全用紅線裝訂起來。那些筆記都是這個實驗室的歷史。書櫃的最右側是書籍。

真正的記錄活動在專門的小房間中進行，裡面有三個直立的架子，放滿了電子儀器。這些儀器需要熱機，我們一進實驗室就把它們全都開啟。在幾個準備步驟之後，就把處於深度麻醉狀態的實驗動物放在架子上，真正的記錄工作要開始了。

這個實驗的目的很單純：我們想要知道外側膝狀核對於來自視網膜的訊息有什麼反應。外側膝狀核中的神經元只是單純地複製視網膜神經元的活動，或是會把訊息修改之後才傳給皮質呢？對此，我們沒有先入為主的觀念，也沒有假設。我們每個人可能有自己的想法，但是並不因此想太多。我們只是進行觀察而已。

當時我們觀察外側膝狀核的方式是用微電極記錄它的電活動。雖然實驗動物完全失去意識，視覺系統依然會對刺激有反應，現在我們記錄的方式不會造成動物或是人類疼痛，不需要麻醉了。當外界的刺激強過某個程度，感覺系統的神經元便會活躍，發出脈衝。

脈衝是電位變化事件，如果把敏銳的電極放在細胞旁邊，就能夠偵測得到。電極要非常細，才能夠偵測你要的那個細胞所發出的訊息，而不是旁邊那一個。最適合記錄的神經元細胞本體大小在五到三十微米之間（一微米是千分之一毫米）。在外側膝狀核這樣的核結構中，上下左右的神經元全都排列得很緊密，因此電極必須要非常接近那個神經元，這樣從那個神經元收到的訊息才會強，周邊其他神經元的訊息才會弱。

因此，你需要微電極（目前微電極可以用買的。但是在不久之前，要自己製作細長的電極：把如帽針之類的金屬線放到蝕刻溶液中，然後用塑膠、凡士林或是玻璃之類的絕緣材料包裹住金屬電極，只有尖端前面一、兩毫米露出來。製作時需要非常精細，在顯微鏡下面監控整個過程。）微電極的另一端連接上擴大機，接著放到能精細調控動作的微操作器上。

電極非常細，可以穿入腦部而不會引起損傷。腦部的神經元不會感受到疼痛（你會頭痛是腦部周邊組織和腦中的血管在痛，不是神經元）。腦神經外科醫生現在使用的醫療技術深部腦刺激術（deep brain stimulation），會把細長的電極插入病人腦中。這通常在病人意識清醒的時候進行，病人可以陳述自己的感覺，他們說電極刺到腦中時不會感到疼痛。這個過程聽起來恐怖，但是完全無害，已經進行成千上萬次，主要用來控制帕金森氏症患者的不自主顫動。

在研究某個細胞之前，先得找到外側膝狀核。還記得外側膝狀核位於腦中深處、由大腦半球覆蓋住嗎？這時得用到立體定位儀（stereotaxic frame）好找出外側膝狀核的位置。這個儀器上有立體空間的三個座標尺標，用來定出所要研究的腦中部位於尺標上的刻度位置。但是不論是動物還是人類，都有個體差異，標記的位置並非完美，你未必能夠馬上找到目標。

所以總是要嘗試許多次。一開始要把電極安置到頭上，定在立體定位儀某個X與Y座標上，那是我們預測的外側膝狀核位置，接著調動精確度可以到達毫米的旋鈕，讓電極刺入腦中，直到預設抵達外側膝狀核的深度。要怎麼知道真的刺到了外側膝狀核？如果電極在有光的狀況下開始接收到訊號，就能確定了。我們會把電極接受到的電位訊號放大，以兩種方式監看。第一種是用示波器顯示訊號。示波器的螢幕像是舊型電視，讓我們能看見訊號：螢幕上有條水平的線，有峰谷在水平線上下波動。如果螢幕調得稍微暗一些，圖案會比較清楚，所以接下來的工作都是在陰暗的光線下進行的。

我們也會把訊號放大，由喇叭放出來，就像是在聽音樂。幸好人類神經元訊號的頻率和人類聽覺的頻率範圍相符。在實際操作中，細胞發出的聲音是監控細胞活動的主要方式，示波器只是備用。單一個神經元脈衝經過放大之後，聽起來像是短暫的「啵」聲，許多脈衝一起聽，則像是「嘶嘶」聲（代表電極沒有靠近到某個特定的細胞）。這種狀況呈現在示波器上的模樣像是一片雜草，有許多垂直的短線密集排列在一起，看不出特殊的模式。這種圖案正式的名稱是「無解背景活動」，實際上我們用的稱呼是「雜草」或是「雜亂」，例句：「可惡，那個細胞消失在雜亂之中了。」我們會把重要的活動錄在磁帶上，或是直接把示波器螢幕拍攝下來，現在用數位方式記錄。

一開始我們幾乎聽不到單一個細胞發出的訊息，只能同時聽到許多細胞，這是因為沒有某個細胞特別靠近電極，那些細胞和電極之間的距離都差不多，接受到的訊息強弱也接近。電極接觸到外側膝狀核的第一個跡象是細胞活動改變了。我們利用簡單的器材來檢驗這一點：手電筒，就是那種裝兩個電池的手電筒。我們在動物眼前快速揮動開啟的手電筒，當燈照到眼睛，示波器上出現無解雜草，喇叭持續傳出嘶嘶聲。繼續揮動手電筒，聲音變成嘶—嘶—嘶，這時我們就知道電極接近目標了，刺入電極的速度要減緩，慢到幾乎難以注意到電極在移動。

操縱儀器的人微微轉動旋鈕，電極深入一些。通常有兩個博士後研究員一起工作。其中一個監看螢幕，注意那片雜草中是否有一個伸長出來的葉片。另一個推動電極前進並且刺激細胞。我們兩個都會仔細聆聽，在混雜的嘶嘶聲中，是否有啵聲跳出來。我們時不時會停下來一、兩分鐘，這時電極還連在腦上，短暫的時間可以讓腦稍微往回滑動一點。另一個讓電極稍微接近細胞的方式是輕輕拍打實驗動物所躺的桌子，震動可以讓電極稍微移動一下。有的時候不需要借助其他方式，細胞的訊號就能夠從一片混雜中出現：在雜音中有輕微的啵聲，這時我們會再細細調整電極的位置，讓電極的尖端非常接近那個細胞。如果接近得太快，會刺入細胞膜而殺死細胞。這種狀況發生時，細胞會發出高頻的痛苦脈衝，接著頻率和音量都迅速下降，像是垃圾電影中某個角色從大樓摔下時發出的尖叫：**啊啊啊啊喔喔喔喔呃呃呃呃**——。不過如果這次技術到家，我們就能夠聽到單一細胞的歌聲：節奏穩定的脈衝，在光照射到眼睛時出現爆發出來的聲音。

實驗做到這裡，通常已過了中午。一旦找到單一個神經元的訊號，工作內容就改變了。現在我們要知道的是「這個神經元告訴腦部關於視覺影像中的哪個部分」。接下來實驗工作就需要靠猜的了。拿個約一公尺見方的透明塑膠板放在實驗動物眼前，把描圖紙貼在塑膠板上，讓動物的眼睛對準塑膠板。我們會在黑暗中聆聽那個細胞的活動，通常都只是發出沒有受到刺激時的啵啵聲，這時要進行的工作是看哪種光、圖案或是運動能夠讓那個細胞興奮起來。我們從小的手電筒光照開始，這次用的是鉛筆般的手電筒，產生的光點大小約只有一公分多，這道光透過描圖紙（照射到視網膜），然後我們會注意聽細胞的活動是否增加，這樣找出該細胞大致的感覺區域（接受域），接著換更小的燈，光點只有數毫米大小。這次光點也是在視網膜上移動，讓我們能夠定出更精確的接受域位置，並且用鉛筆仔細地把接受域的邊緣畫在描圖紙上。這張紙會當成實驗紀錄，貼在實驗紀錄本上。

每個以這種方式找出來的細胞都會用實驗的日期與找到的順序當成名字。到這裡我們只找出了讓某個特定的細胞起反應的部分接受域。接下來要測試方向選擇性：在讓細胞起反應的區域中揮動光點，會同時改變光點移動的方向、速度，以及光點的大小。如果這個細胞對某個方向的運動反應強烈，那個移動的方向就會仔細地畫在描圖紙接受域中，並且加上箭頭好指明方向。如果這個細胞對於運動沒有反應，我們就認為那可能是一般的節細胞，繼續進行實驗，看是開啟細胞還是關閉細胞、暫時性或是持續性。最後，我們檢查側邊抑制特性，這時要用上由儀器開關、精確控制時間的光點，一個照射在接受域中央，另一個照射在接受域外，開始先記錄一個光點照在接受域所產生的反應，接著是一個光點照在接受域外，最後是兩個同時照射。如果同時照射所產生的反應弱於只照射在接受域中央時，那就是側邊抑制了。

除此之外，有些細胞這時還沒顯現出所對應的刺激，也就是不屬於之前發現的類型。如果光點掃過塑膠板非特定區域，但是卻出現了能夠在視網膜節細胞發現到的高頻脈衝，就知道我們發現了非典型的細胞。如果無法發現到這個細胞最喜愛的刺激時，該怎麼辦？我們無法找到讓細胞興奮的刺激時，就得下決定：細胞受損了（可能是被電極傷到了）？或是沒有發現到讓這個細胞興奮的特殊刺激？如果一直都沒有讓細胞產生特殊的反應，我們只能沮喪地買定離手：記錄到了這個細胞，但是得悲哀地歸類成「尚未分類的細胞」。

每個細胞都用手寫的方式在扎實的實驗紀錄本上記下簡短的注記。實驗記錄本用線裝訂，每一頁都有頁碼，這樣就不會有人想要撕下來了。如果你有寫錯的地方，正確的修改方式是在錯誤的地方輕輕畫叉（不是擦除或撕掉），這樣後面看的人才知道這裡有個不確定的紀錄。

注記非常簡單，下面是一九八五年六月十五日的注記：「細胞15/06/85-5、圓形接受域、位於中央、周邊抑制。細胞15/06/85-10，方向性選擇，偏好方向七點鐘往一點。細胞15/06/85-14、對散射光微弱反應、無其他反應，受損？」這些注記加上接受域繪圖、神經元興奮的錄音、示波器照片，構成了研究的主要資料。

實驗紀錄本是書架上最神聖的物品，每個人都可以看，而且在這些實驗中造假是很困難的，說到頭，何必造假？我們沒有預期任何結果，也沒有要測試什麼理論，虛構結果並沒有好處。

聽起來好像很簡單，實際上進行時會出現許多狀況。有時候儀器失常，或是花很久的時間才能夠移除外來的訊號（訊號放大的程度非常大，微電極本身就可以成為天線，接收到房間中電源所產生的六十赫茲訊號或是電視的聲音訊號，都並不罕見。我們必須重新連接線路或是移動屏障）。有些日子就是沒有辦法找到任何細胞，原因不明：可能是實驗者同時犯了一些小錯的結果。把這些原因加總起來，每天能夠成功研究到的細胞個數大約只有五、六個。實驗通常從早上九點開始，持續進行到下午四、五點。如果非常順利，我們會一直做到晚上，盡可能記錄到更多細胞。我們需要取樣到數百個細胞才足以描繪出一個路徑的特徵，整個計畫要好幾個月才能夠完成。許多實驗室進行這樣的工作，所發現到的結果會成為腦部編碼視覺的基礎，這在後面會提到。我們對於知覺的了解，進展得很慢。

偵測指向性邊緣的神經元

外側膝狀核的神經元，傳訊的目的地為初級視覺皮質，這個部位只有幾個處理單位，但是具備非凡表現：為視覺增添新的面向，一九六〇年代科學家首次發現這點時，都非常興奮，我還記得當時我在哈佛大學，在一個會議前，有些人聚集在討論室裡聊天時聽到這個消息。之前我們都習慣性認為產生神經反應的訊息傳遞鏈很簡單，接近視覺周邊區域的神經元居然能夠偵測出線條指向（orientation）的確帶來震撼。從這個發現而建立的視覺物體認知模型，幾十年來居於主導地位。

最主要的發現是初級視覺皮質中有一種細胞對任何種類的光點都沒有多少反應，而是對於長的直線或直邊緣有反應。更讓人驚訝的是，那個邊緣需要有特定的指向。托爾斯坦・維瑟爾和大衛・休伯爾（David Hubel）發現了這種細胞，並且命名為「簡單細胞」（simple cell），非常合理的名稱，因為這種細胞比之後我要描述的另一種細胞簡單。他們把簡單細胞對於線條或邊緣產生的反應，畫成下面這樣的圖。

在這張圖中，在橫線上的每根短直線代表一個脈衝。這種細胞的接受域是狹長型，會這樣說是因為如果刺激的指向與接受域重合，細胞就會非常興奮。如果刺激在接受域外面一點點，興奮程度就會大幅下降甚至不興奮。如果刺激的指向角度和細胞的偏好差得很遠，那細胞就根本沒有反應。換句話說，這個細胞只對於視覺影像中有指向的線條和邊緣起反應。

對於單調的圖案，這種細胞也沒有反應，因為造成刺激的輸入訊號與引起抑制的輸入訊號彼此抵銷了。以別的指向橫過接受域的邊緣也是：

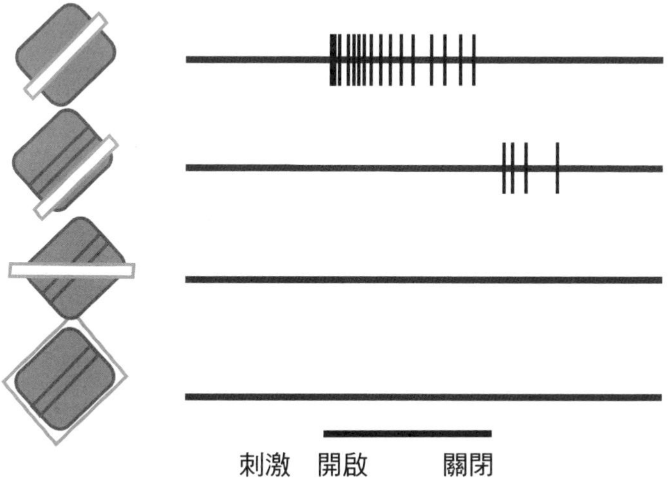

刺激與抑制抵銷了。只有在影像中有一個適當角度指向的邊緣，才會讓這個細胞興奮。維瑟爾和休伯爾所發現的是「指向性選擇細胞」（orientation-selective cell）。

指向選擇有什麼好處？答案是能夠減少傳遞到視覺處理下個階段（在視覺中是指高等皮質區）的訊息。重點在於，雖是如此，但依然保留了辨識物體所需要的主要資訊。想想看，視覺刺激中最重要的東西是物體，物體由邊緣所界定，告訴腦部邊緣的指向（而不需要其他資訊），就能夠讓腦部猜出這個物體像什麼。

皮質簡單細胞報告出來的邊緣可能如同下面這兩張圖，左邊是原始的影像，右邊是報告出的影像，後者也許缺乏了原始影像中的複雜度，但是依然能夠輕易認出

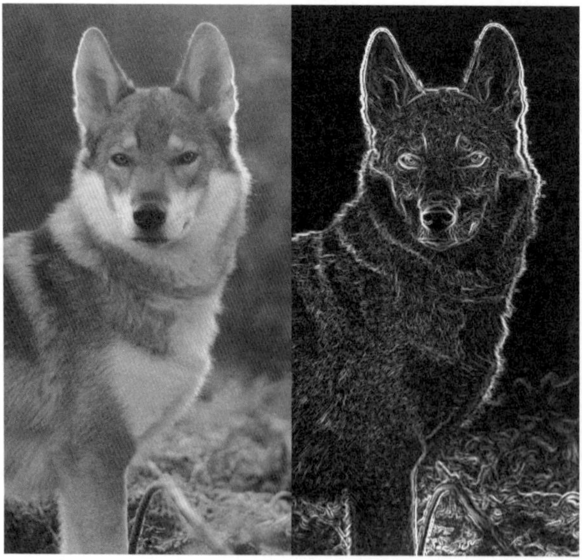

來是同一隻狗。這些皮質神經元把映在視網膜的影像加以處理、提取特徵後傳遞出去。這種指向性邊緣特徵能夠讓腦部有個物體的素描，是簡化的圖，在傳遞的時候動用的神經元比較少。兩者之間的差異，你可以想像成電腦發送出去的圖：一種是向量圖（我們通常處理的圖屬於這種），另一種是點陣圖（每個像素都要傳送出去）。我們知道傳送點陣圖的速度很慢，是缺乏效率的資訊傳遞方式（雖然能夠傳送最完整的資訊）。

接下來要介紹的「複雜細胞」（complex cell）也需要指向性邊緣出現才會興奮，但是邊緣不需要緊密貼合視網膜中某個狹長的區域，只要出現在一個更廣大的區域中而且指向正確就可以了。在前頁這張圖中直立的短線代表細胞發出的個別脈衝。這些細胞只在

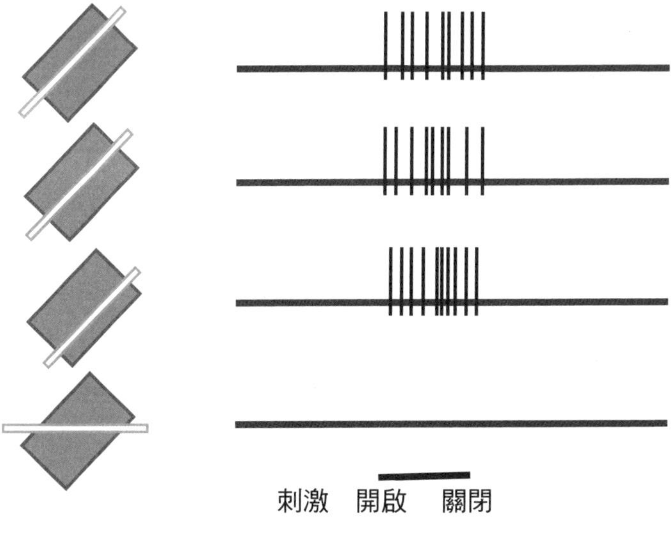

邊緣指向正確時反應，其他角度就沒反應了。

整體而言，簡單細胞會受到視野裡指向某個特殊點的光亮或黑暗邊緣有反應。複雜細胞也像是簡單細胞，只不過這個邊緣比較自由：只要出現在接受域中而且方向正確就可以了，而不是限於狹窄的區域。

這很重要，因為這些細胞代表了「線條性」（lineness）這種抽象概念從真實的視覺刺激中釋放出來了。雖然那個區域多少受到了限制，但是細胞能夠發掘出大範圍影像中的線條，而不限於一個小區域。這個現象讓我們回到這本書在開頭部分中提出的問題：不論字母A怎樣映在視網膜中央，我們都認得出來。在一九六〇年代，隨著發現了簡單細胞和複雜細胞，對於解釋如何看到複雜物體這件事情，科學家提出了一連串含有階級架構的流程，但是後來發現實際上並非如此。不過讓簡單細胞變成複雜細胞的機制對於一種新發明的電腦視覺類型而言很重要，這點後面會詳細說明。

從這個時刻起，神經科學窺見了宛如荒野之地、那片腦部最外層的巨大皮質。我們目前對於皮質的了解只處於幼稚園階段。幸好其中有一些零星的認識，讓我們粗略地知道各皮質區域的功能。更好的是，現在對於這些零星區域的描繪已經從星散的島嶼連接成大片的陸地，讓我們約略了解腦部知覺的組織架構。

第七章
還有許多皮質

有已知的未知，就是知道有些事情我們不知道。但還有未知的未知，就是不知道有些事情我們不知道……後者往往非常難以解決。

——唐諾．倫斯斐（Donald Rumsfeld）

不論是否正確，神經學家和神經科學家相信，讓人類身為人類的能力，例如思考、語言與感情，都是皮質的功能。雖然這種說法過度簡化，但視覺皮質的確是視覺科學家投注大量研究心力的目標。到了一九九〇年代晚期有了重大的突破，科學家以無痛的方式記錄猴子的神經元活動，這時猴子可以展現習得的行為，這樣我們就可以把聽到的腦中脈衝和給猴子看的影像聯繫起來。

到目前為止，我所說的「皮質」都是指「初級視覺皮質」，是外側膝狀核軸突主要的目的地。在下頁這張圖中，初級視覺皮質簡寫成V1，這片腦部表層部位在頭的後端，約占腦部表面積的百分之十五。名稱中有「初級」兩字，當然會讓人聯想到還有其他的視覺皮質，的確還有，分別是V2、V3與V4等。另有其他許多區域對於視覺刺激有反應，但是不是「只對」視覺刺激有反應，或是因從事完全不同的工作而未納入視覺系統中。

腦部的視覺區域看起來分布得零零散散的，各區域對於物體有不同的反應，它們彼此溝通的方式依然不明。由於大部分的研究集中在猴子皮質，從現在開始我們要把焦點放在猴子上，並且基於解剖構造和其他許多的證據，相信人類的視覺也不會相差太遠。

在下圖中，標示了和視覺有關的特定部位與功能，每個負責了視覺中不同的任務，例如辨識物體、偵測物體運動等。

V1是初級視覺皮質，外側膝狀核發出的視覺訊息大部分都送到這裡。V2、V3和V4位於腦中比較深的區域，你可以大致把它們想成視覺

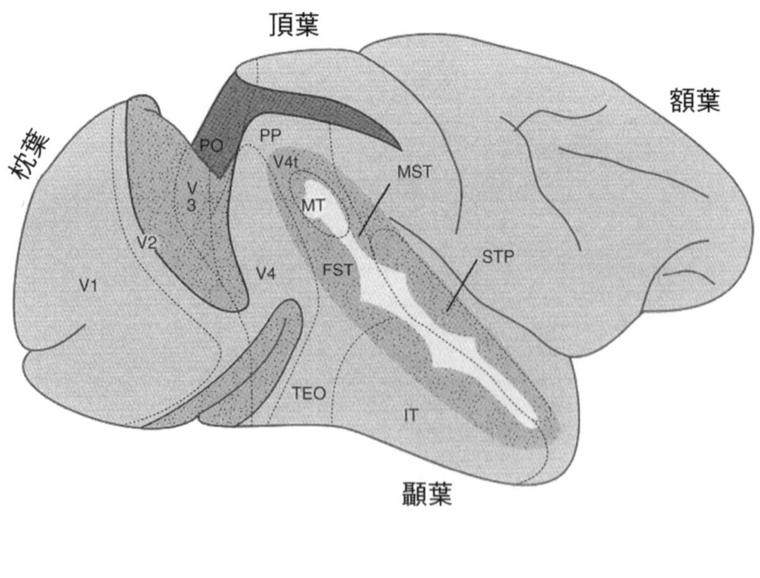

處理串中的各個節點。不過在這張圖中還有其他許多部位和視覺有關，用縮寫代替，有必要的時候我會加以說明。[1]

一開始要提出的問題是：腦中這些部位對於視覺有何功用。如果採用比較寬鬆的定義，有些人認為腦中有三成的部位和視覺有關，全部一次都納入考量太困難了（至少對我來說滿困難的），所以首先我會集中在兩個研究最透徹的皮質區，一個和運動有關，稱為顳中區（middle temporal, MT），位在圖中的中央區域附近。另一個視覺皮質區是下顳葉皮質（inferior temporal lobe, IT），這個區域中的細胞在臉部出現時有反應。

顳中皮質區：感覺自然物體的移動

許多聰明的人仔細研究了圖中顳中區裡面細胞的反應，記錄這些細胞反應的方式，類似於我擔任博士後研究員時研究外側膝狀核那樣，把電極靠近某個神經元，把圖案照射在螢幕上，然後找出什麼樣的圖案才能夠讓顳中區神經元興奮，結果發現這些神經元具備了之前沒有人見過的性質。

1 不用太在意這些區域的精確位置，靠一般印象就可以了。腦部表面的起伏輪廓變化很大，就像人的鼻子形狀那樣多變。也因此，專家對於命名系統的意見並不一致。

首先，顳中區神經元的接受域要大過視網膜神經元，也要大過初級視覺皮質神經元，依照計算方式的不同，比起V1的接受域大四到十倍。這代表顳中區細胞所考慮的內容不再是影像中的像素，而是更抽象的東西。

但是顳中區神經元中絕大多數都具備了奇特的能力：方向選擇，這和我們在視網膜中看到的細胞一樣。它們就像視網膜神經元，能夠告訴腦部其他部位有東西依照特定的方向移動。不過和視網膜神經元不同的地方在於這個移動物體的位置，因為它們的接受域太大了。移動的物體只要在視野裡大片區域移動，就能夠讓這種神經元興奮程度提高。除此之外，這種細胞還有其他有用的特性。

顳中區神經元可以對於接受域中的雜亂影像起反應。對一般大型物體移動會有反應，小點排成的圖形飄過接受域，也會有反應。詳細的原因不在這裡討論，我只能說視網膜神經元對於後者的反應不佳。你用一群移動的小點就能夠讓顳中區神經元興奮起來，其中一些小點往某個方向移動，其他的朝反方向移動（可以寫程式讓電腦螢幕出現這樣的畫面）。在這些狀況下，顳中區神經元會對數量比較多而且朝同一個方向移動的小點群有反應。

所以這個細胞會告訴附近其他的細胞有東西以完全相同的方向在移動，但是並不會指明是什麼在移動，也沒有準確地告知移動物體的位置。顳中區中有些神經元還有一項厲害的特性：接受域中的物體就算有些部分被遮住，只要這個物體在移動，就能夠產生反應。有些顳中區神經元對於理髮店老式旋轉柱招牌會有反應。這種垂直的圓筒柱以水平方向轉動。重點是，雖然柱子以水平方向轉動，但是上面的條紋是螺旋圖樣，所以當柱子轉動時，你可以看到柱子表面的條紋往上移動（如果轉的方向相反則是往下移動）。實際的狀況當然不是這樣：柱子表面上的每一個點都是繞著柱子的軸水平移動，往上移動只是視覺的錯覺而已。實驗室的特殊檢驗指出，在顳中區中有些神經元會對這種不存在的移動方向產生反應：它們認為柱子的條紋往上移動，但實際的狀況是沒有任何物體往上移動。

還有更強的事情。顳中區中許多細胞對於視覺中物體的距離很敏銳。腦部藉由比對落在兩眼視網膜上的影像來判斷距離。如果物體的距離很遠，那麼落在兩眼視網膜的位置就會非常接近。如果物體非常近，在兩個視網膜上的影像差距就會比較大。在顳中區（以及其他腦區）的一些細胞對於來自兩眼訊息之間的差異非常敏銳，已經調整到對位於動物面前特定距離的物體有反應。請回想這些顳中區中的神經元也有偏好的方向，因此在顳中區的某個神經元，可能只對於位於六公尺外從左往右的物體有反應。顳中區神經元或許會無視刺激的大小，但是對於刺激的其他特徵可是非常專注的。

有直接證據指出這些細胞參與了知覺過程。美國史丹佛大學的威廉．紐森（William Newsome）與同事利用記錄的電極，對清醒而且能夠活動的猴子，以輕微電流刺激會對特定方向產生反應的顳中區神經元。這些猴子事前經過訓練，能夠指出物體移動的方向。對於顳中區神經元的刺激，能夠加強位於皮質細胞接受域中物體的運動知覺。

在繼續介紹之前，如果沒有告訴你當資訊進入腦中比較高階的處理中心時，幾乎每個部位都會彼此溝通訊息，那我就太粗心大意了。下面這張圖是關於運動處理途徑的詳細圖譜，位於圖譜核心的是顳中區。簡單地說，你從這張圖中就可以發現真是一團混亂，幾乎每個部位都和顳中區連接在一起，而且這些連接的功能現在幾乎都還不清楚。與這相比，我們對於從視網膜到外側膝狀核到初級視覺皮質的路徑清楚多了。

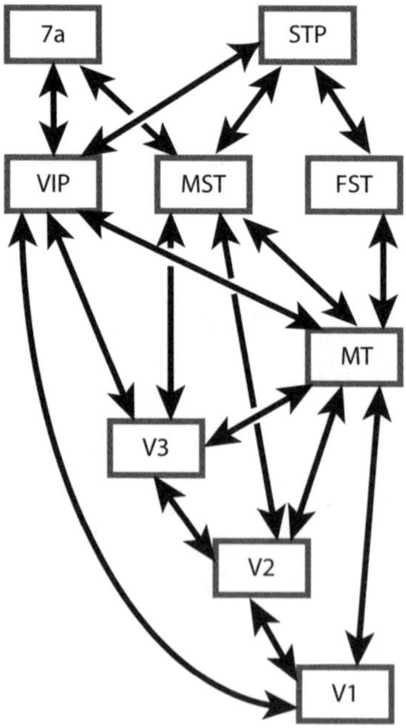

顳中區中的神經元會對自然視野中的移動物體進行精密的分析，但是對於這些細胞我們還有許多無法確定的性質。簡單來說，我們知道一些它們所進行的活動，但是並不知道他們進行這些活動的原因：分析出的視野內容結果對於最後的視覺有什麼貢獻？現在我們暫時離開顳中區，去看看另一個和物體辨認有關的部位。

辨認臉孔的皮質區塊

我們在看的時候，視覺資訊在腦部皮質第一個處理中心是初級視覺皮質（V1），然後到V2、V3和V4。粗略來說，資訊從V1經過那些區域之後傳到顳葉（temporal lobe）。這些部位很重要，執行了很多工作，但是我們對於它們的功能了解甚少（可能是因為它們位於神經網絡中底下隱藏的幾層，我們要更了解這個神經網絡之後，才能夠確定它們的功能。在第十章與第十一章會再次提到這些腦區，這裡先跳過去）。這裡的圖中會有這些區域，是為了讓你對於腦中視覺處理過程的了解更為完整。

V1和V2之間最明顯的差異是V2神經元的接受域比V1大，也更為複雜。之前提到V1含有許多簡單神經元，它們只對相當特別的刺激有反應（例如特別位置的特別指向線條），V2則含有許多複雜細胞，受到的限制（例如位置）比較少（例如對指向線條有反應但是位置比較廣）。即使如此，兩者仍是有關聯的：V1中許多神經元也有複雜的接受域。

V3的性質更為混雜，其中所有細胞都具有指向選擇性（orientation selectivity），但是方向性選擇性（directional selectivity）和顏色選擇性（color selectivity）也很常見。我們之前認為V4是「顏色中心」，但是後來發現V4的神經元也具備了眾多選擇性，包了指向性、運動與景深。所以我們不能將這些區域描述為只有單一功能。雖然有時V1、V2、V3和V4四個視覺區經常當成是層層分級的結構，但是我們唯一能夠確定的只有它們的性質從簡單趨於複雜。

不過往前到顳葉中，就有由神經元組成的系統，對於物體具有很強的選擇性。這些區域稱為「區塊」（patch），其中有些神經元選擇的對象是臉孔。在臉孔區塊之間的區域則對於視覺影像中其他的特徵敏感，看來顳葉混雜了處理不同事物的區塊。臉部選擇性神經元最早是由普林斯頓大學的查爾斯．葛羅斯（Charles Gross）和同事，在一九七〇年代晚期發表的結果。他們在下顳葉發現到有些神經元對於特殊的物體、手、臉孔有強烈的選擇性。

對大部分的人來說，臉部選擇性細胞這種東西似乎太過具體，而且在整個顳葉中並沒有超級多的這種神經元，所以有些人懷疑葛羅斯的發現。如果你像葛羅斯那樣用微電極研究顳葉，需要靠運氣。因為你所研究的那種細胞要剛好位於微電極下方，而且沒有辦法研究到很多同樣的細胞，因為區塊就是區塊，只覆蓋了顳葉表面的一小部分。到了腦部掃描技術進步之後，臉部區塊才清楚地顯現出來，證明其存在。

葛羅斯和我這類的細胞神經科學家，一開始並不把磁振造影（ＭＲＩ）這種神經科學研究工具當成一回事。相較於精準的微電極，磁振造影掃描大致的腦區，在早期發展的時候解析度很低，需要技術與謹慎才能夠得到可靠的影像。磁振造影儀器接收到的訊息少，會受到各種干擾，影像需要經過很多處理，其中只要有小小的偏差就會產生錯誤的結果（這些結果都不會出現在神經學科普文章中）。不過磁振造影儀器愈來愈進步，還具有兩項優點：首先，磁振造影完全不會侵入實驗對象。其次是雖然解析度遠低於微電極，但能同時顯示腦部多處的活動。

磁振造影技術可以得到有意識的人或動物的腦部影像，整個過程不會造成傷害。原因在於腦中某個區域活動時，需要更多能量與血流，這也是功能性磁振造影（functional MRI）所掃描到的現象。研究人員利用功能性磁振造影，可以得知任何特定時間中腦部有哪些區域是活躍的。掃描時研究者可以讓受試者進行各種心智活動，例如看圖片或聽聲音，掃描出的影像可以顯示出腦中與這些任務相關的區域。

後來有個發現讓我們改變了想法。當時有數個實驗室，特別是麻省理工學院的南西・坎維西爾（Nancy Kanwisher）的實驗室，得到了人類受試者看各種影像的腦部掃描結果，結果真厲害：在受試者看到臉部影像時，顳葉中有些小區塊亮了起來。在不同人之間，顳葉中亮的部位都很相似，所以那不是運用技術時的人為結果，而是重複發生的生物事件。皮層中有這類的區塊，點出了當年葛羅斯和其他實驗者難以找到臉部辨識細胞的原因：微電擊要插進正確的區塊上。

人類和猴子的顳葉上有六個這樣的區塊，從最後端（下頁圖中左側）靠近初級視覺皮質的位置，像是位在彎曲的線上，一路排列到顳葉前端。

這些區塊的精確位置多少因個體而變化，而且有些位於腦部內層，大多數的掃描影像是猴子腦部的側面圖，所以無法一次顯示出六個區塊。不過在每個區塊中的確有許多對於臉部特別敏銳的細胞，這些臉部可以是人類的臉、猴子的臉、卡通人物的臉和娃娃的臉。

後來曹穎（Doris Tsao）、瑪格麗特．利文斯敦（Margaret Livingstone）和她們的學生發展出了用微電極偵測每個區塊的技術。要記得，臉部區塊是由神經元活動定義的，不是由神經結構定義。從皮質表面上看來，沒有能夠明確指出區塊位置的特徵。那些研究團隊發展出得到臉部辨識區塊影像的技術，用微電極記錄這個找出來的顳葉區域，同時反覆測驗所得到的結果是相同的。這是要藝高人膽大才能完成的實驗：曾經躺進功能性磁振造影儀的人，都可以想像到要讓一隻猴子在那裡面靜靜躺著有多麼困難。

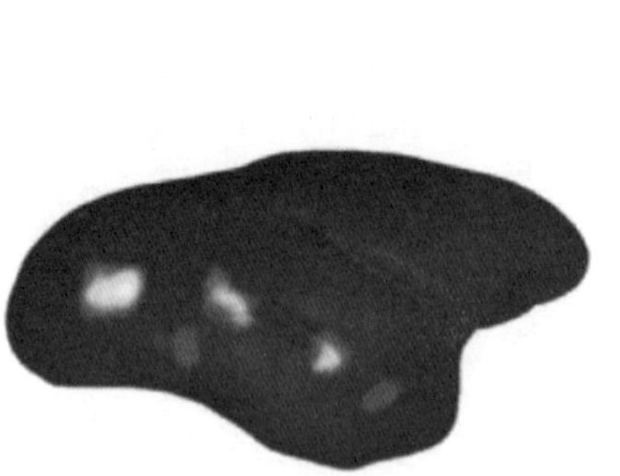

實驗結果指出，所有臉部辨識區塊都具備很大接受域的神經元。它們接收的視覺區域遠大於位於視網膜、外側膝狀核或初級視覺皮質中的神經元。有了這樣大的區域，它們看到臉部時才會有反應。不過各個臉部辨識區塊之間有差異，最靠近後面（最接近初級視覺皮質）區塊中的神經元對於臉部朝向敏感。也就是所見到的臉部必須朝特定的方向才能夠辨識得出來。如果是你祖母的臉，她得看著你的左肩時你才認得出來。

另一個區域的神經元，可能對於某張臉或是這張臉的鏡像有反應。換句話說，這種細胞在物體辨認上得到了一個重要功能，臉部不再需要位於固定的位置，方向稍有變化也認得出來。最靠近額葉的區塊中，神經元是真的不受限制，臉部轉成任何角度都認得出來。因此有人推測，這六個區塊代表了層級結構，最早的區塊比較受到來自視網膜影像的限制，愈前面的區塊受到的限制愈少。

這些區塊組成了一個系統。科學家進行實驗，用電刺激這些辨識臉部的區塊得到了證明。他們先訓練猴子能夠辨認各種臉部，接著用非常細的微電極刺激這些區塊。第一，這些區塊連接在一起，刺激一個區塊能夠使其他區塊產生活動。第二，電刺激干擾了正常的神經元活動，使得牠們區分臉部的能力下降。這些證據確認了臉部辨識神經元真的是用來辨識臉部的。

我們都知道臉的模樣，但是當我們說某一個細胞能夠「辨認」臉部時，確切的意義是什麼？你可能會認為「臉部特性」是可以逐一分解成為不同的元素。其中之一是有兩個眼睛，接著是眼睛下應該有條直線（鼻子）。更好的臉部是有兩個眼睛、一個鼻子，鼻子下面再加一個橢圓形，如此增添元素下去。科學家做實驗，在真實的臉或是人工繪製的臉中，逐一增加或是去除這些特徵，發現到如果特徵愈來愈少，細胞的反應也愈來愈弱。在下頁圖中，臉部辨識細胞對於左上角的臉反應最弱，對於右下角的臉反應最強，不過對於圖中所有的臉多少都會反應，包括那些只有一些臉部特徵的臉。

有人認為這些細胞的功能是測定一群代表臉部的參數，並且加在一起分析，好確定某個東西是否是臉部。舉例來說，曹穎和同事研究了一個臉部選擇性細胞，讓這個細胞產生反應的臉部特徵有四種：臉高度與寬度的比例、兩眼之間的距離、眼睛的位置、瞳孔的大小。對於那個細胞來說，其中任何一種特徵都無法定義出一個臉部，加總起來，細胞才相信看到了一張臉。

在任何臉部辨識區塊中的每個細胞，各有反應最為強烈的臉部特徵。研究人員繪製出卡通臉，把臉部的特徵加以拆解，能夠得知有些細胞最敏銳的是臉部的比例特徵（長臉或是圓臉），有些對於兩眼距離最敏銳，諸如此類。這些細胞並不是計算可能當成臉孔之視覺刺激中的各種參數，而是把各種參數集合起來，才決定那個視覺刺激是否是臉孔。[2]

這些細胞如何完成任務？為何對於臉部特別敏感？我和其他

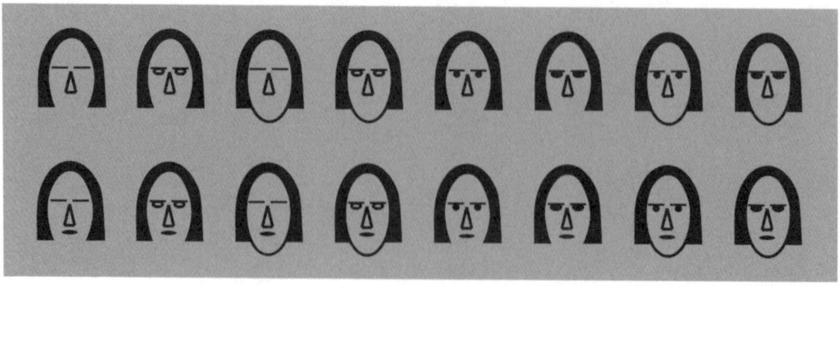

一些人相信，它們是學習而得的。這個理論只有一個基礎：感覺系統神經元之間的連接非常有彈性。這個基礎非常重要，值得用一章的篇幅討論。

---

2 曹穎對於這種機制的看法和其他人不同。她看到了一些證據，因而認為腦部計算了非常多（五十項）關於臉部的參數，例如兩眼之間的距離，加總起來而得到特定臉孔的特徵。目前比較普遍的看法是這種機制並沒有那麼具決定性，這將會在第十章與第十一章中討論。

第八章
感覺具有適應力

細緻又聰明的腦，比我有智慧，
到底要採取什麼迂迴的手段，
才能夠保持慵懶？告訴我，高手。

——威廉・卡洛斯・威廉斯（William Carlos Williams）

非常古代的學者就知道感官具有「適應性」。我們經常觀察到，某人如果少了某一種感覺，其他的感覺能力會增強以為補償，例如盲人的聽覺和觸覺都更為敏銳。除此之外，對於知覺學習（perceptual learning）的實驗也證明了練習可以讓一個人的感覺敏銳程度大幅提升（第九章會討論一些例子）。不過有一個反駁的說法：這是注意力和集中力造成的，是練習的結果，並非感覺能力增強了。我們必須使用現在的科技證明，腦中神經元迴路實際上發生了改變。

受損的感覺會重新連結

腦部可塑性（brain plasticity）這個詞的意思是指腦部有能力重組腦中的神經迴路。早期經典的實驗是這樣的：讓大鼠一出生便喪失視覺（例如兩個視網膜都受損了）。這些大鼠長大之後，訓練牠們走迷宮。然後稍微破壞這些大鼠的視覺皮質，再讓牠們走迷宮（迷宮終點有食物，所以大鼠很喜歡從事這項任務），比較牠們在手術前後抵達終點的速度。理論上對於天生眼盲的大鼠而言，視覺皮質受了點傷應該完全不會損及牠們走迷宮的能力，但結果發現這些大鼠的表現變差了，代表盲鼠的視覺皮質的確參與了走迷宮這項任務，只不過我們不知道功能是什麼。尤紀斯靈長類生物學研究室（Yerkes Laboratories of Primate Biology）的卡爾・拉胥里（Karl Lashley）和其他人進行了這個實驗。拉胥里著名的研究成果是找尋記憶在腦中儲存的位置。後續的科學家指出了拉胥里實驗中受到限制之處，但是他的方向是正確的。[1]

在同一時期，醫生有了另一種來自人類病患的觀察結果。這些醫生報告了因發育過程缺陷而造成的目盲。第一種是病人出生時有一隻眼睛遭受遮蔽，可能是因為白內障或是罕見的眼瞼問題。但是這些結構障礙移除之後，那隻眼睛依然是全盲或將近全盲。早期眼睛受到遮蔽，使得眼睛和相關的中樞神經途徑沒有建立適當的連結。

第二種由發育造成的目盲發生在具有斜視的兒童身上，他們的眼睛所對準的方向是不同的。這些兒童長大之後，往往只有一隻眼睛占優勢：一隻眼睛在運作，另一隻沒有，後者通常稱為「睡覺眼」（sleepy eye）或是懶惰眼（lazy eye），學術上的名稱是弱視（amblyopia）。那隻眼睛並沒有真的瞎掉，用特殊的測試方式可以得知視網膜依然功能完善，但是卻無法用這隻眼睛產生視覺。（目前對於弱視有數種療法，最常用的方式是在幼年時期交互遮住一隻眼睛，這樣就不會有某一隻眼睛占優勢而壓過另一隻了。）

之前提到休伯爾和維瑟爾發現了視覺皮質的影像處理過程，他們在動物中重複這些實驗，發現到了懶惰眼的成因：在幼年的一段關鍵時期，把視網膜輸出和中央神經系統連接起來的突觸具有可塑性。如果皮質中的神經元從某隻眼睛接收到大量資訊，而沒有從另一隻眼睛得到，那麼來自前一隻眼睛的軸突會抓住皮質神經元的所有注意，相關的突觸都留給那隻眼睛了，結果是第二隻眼睛雖然也具有功能，但是卻沒有皮質神經元與之連結。

---

1 卡爾・拉胥里（一八九〇—一九五八）是神經科學界的先驅，他深入思考了腦部結構與行為之間的關聯。他進行了許多實驗，以找出腦中區域和記憶之間的關聯，稱為「記憶痕跡」（memory trace），理查・莎蒙（Richard Semon）稱之為engram（也是「記憶痕跡」之意）。拉胥里是赫柏的論文指導教授，也是交情很久的朋友，他的研究工作是赫柏理論的基礎。拉胥里的工作在他的經典文章中得到了總結，參見：Lashley, K. S. (1950). In search of the engram. In Society for Experimental Biology (Ed.), *Physiological mechanisms in animal behavior (Society's Symposium IV)* (pp. 454–482). Oxford, UK: Academic Press.

斜視的情況更為複雜。在一般的狀況下，兩隻眼睛的影像幾乎是相同的，在影像中同一個點會刺激同一群皮質神經元。休伯爾和維瑟爾讓年幼的動物戴上一個稜鏡，以人工的方式造成動物的斜視，這樣來自兩隻眼睛的影像就不會好好地匯流到同一個腦中部位。如果眼睛所看的方向不同，視線並不是平行的，那麼視野中央並不相同，也就無法形成單一個皮層圖（cortical map）。事實上這樣的人看到的是兩個不同影像。在斜視的狀況下，腦部面臨了一個問題：來自兩隻眼睛的影像彼此衝突，這時腦部得選擇其中某一隻眼睛傳來的影像，和另一隻眼睛之間的連結因此受到了壓制，一開始是暫時的，後來就變成永久的，使得就功能來說，那隻眼睛等於盲了。

有一個聰明的實驗找出了皮質對於視覺刺激反應的另一種重新組織的方式。在一般的狀況下，視覺皮質會有視網膜的「圖譜」。皮質表面因為有皺褶而扭曲，但是你可以直接看到在視網膜上相鄰的點，投射到視覺皮質上相鄰的點，在皮質上面組成了視覺影像的圖譜。在這個由洛克斐勒大學的查爾斯・吉爾伯特（Charles Gilbert）主持的實驗中，研究人員簡單利用雷射在猴子的視網膜上造成一個小洞，接著記錄視覺皮質的活動。最開始，皮質圖中出現了一個洞，位置就相對於視網膜上的洞。過了一陣子，視網膜周圍區域靠過來填補了那個空了的皮質區域：視網膜中，那個洞周邊的區域傳訊給皮質中原本對著視網膜有洞區域的細胞。

這並不代表視網膜受損區域的視覺恢復了。如果你的視網膜出現損傷，你會看不到受損區域的影像，那個區域是盲點。腦部不會自行補償視網膜空洞部位的影像，而是視網膜受損部位周圍的區域會「擁有」比之前更多的皮質神經元，有人推測這會讓那些區域的功能增強。就我所知，這個推測還沒有經過測試，但至少那些區域連結到的神經元應該會更多，也可能比較禁得住之後發生的損傷。

一種解釋方式是認為這屬於自然現象：那個皮質區域就不會懶惰無事了。如果皮質中的某個區域不再接受到原本接收刺激部位來的訊息，便不會活動，如此就浪費了。所以過一陣子這個區域的皮質就接受來自其他沒有受損部位的訊息。你可以想得到這種機制能夠應對小型中風（神經病理學家告訴我，每個人在一生當中，都會發生這種少許腦部組織損傷的事件）。如果你的皮質有很小的一塊因為一根小血管的影響而中風，所需養分來自於這條小血管的腦區會死亡，那些本來在接收訊息的區域由於中風的關係就完全不活動了。腦中的皮質很珍貴，浪費了可惜。這時腦部會讓周圍的部位接收資訊，好盡力彌補損傷。

重新組織正常知覺

在前一節中我提到了感覺適應各種神經損傷的方式。在大範圍的神經活動中，那是比較粗略的方式，腦部本來就有更細微的重新組織過程，而且每個人都會發生。

實驗人員經由腦部掃描得到許多相關的知識，其中對於天生盲人腦部活動的研究，讓人驚嘆於腦部可塑性之高。研究人員讓盲眼志願者進入掃瞄儀器，用手指閱讀點字，這時腦中主要用來處理視覺的區域（也就是初級視覺皮質）會活躍起來。這些人多年來大量使用觸覺，而不知怎麼的，那個沒有用到的視覺中心會挪過來處理觸覺資訊。

還有另一個引人注目的例子，來自於研究視力正常的小提琴家。演奏小提琴時，拿弓的那隻手為了要讓弓在弦上磨擦，必須要大幅度上下移動。另一隻按弦的手動作必須非常細微，手指移動的速度快而且牢牢地壓住弦。如果你是優秀的小提琴家，手指要移動得夠快；如果你是小提琴巨星，手指移動要快得驚人。拉小提琴對於手指的移動的速度與準確性要求很高，專業小提琴家每天都會花數小時練習，這使得腦部中的連結構造發生了改變，就如同你所想的：腦中特定的部位控制了手指的移動。專業小提琴家腦中這個區域擴大了，甚至壓迫到周邊腦組織的功能。但是這種狀況只發生在按弦的那隻手，在腦中另一邊相同的區域，控制的是另一隻手，那個區域就沒有擴大，因為就算是專業小提琴家，另一隻手專責的動作比較粗略，那隻手的腦區中控制手指移動的部位就如同一般人。

（小提琴家是極端的例子，但是我想知道其他的專業者會是什麼樣的狀況。如果你是專業運動員，腦中控制肌肉的迴路應該要比其他人大而侵占了其他腦中部位。如果你工作時大部分都在思考腦部，那麼腦中「思考腦部」的迴路會否因此占據了欣賞歌劇的迴路？）

相反的狀況（減少使用而非過度使用）出現於實驗室裡。在實驗中，貓在黑暗中養大，失去了把來自兩個眼睛的影像融合在一起的能力。在一出生時，視力中的指向選擇性很弱，之後才逐漸增強。在更有爭議的實驗中，貓在只有直線條或是橫線條的環境中養大。在如此極端的環境之下，貓腦中出現了對於環境線條的指向選擇性偏好：如果處於只能看到直線條的環境中，初級視覺皮質神經元對於直線指向敏銳的神經元就多到異常。如果是養在只能看到橫線條的環境，對橫向線條敏銳的神經元就特別多。[2]

在黑暗中養貓這個實驗有一個巧妙的改編版：在貓年幼時期剝奪牠們看見運動的能力。實驗者在養貓的環境中用了閃得非常短暫的光，這樣貓看得見正常的世界，但是光閃的時間

2 在一九七〇年代，這些實驗引起了熊熊戰火。爭論主要發生在先天論者和環境論者之間。前者如休伯爾與維瑟爾，他們認為接受域的連接過程本來就安排好了。後者同意赫柏的看法，認為接受域的連結方式深受視覺刺激的影響。赫柏認為線條是由學習而集結的細胞群組所偵測的，休伯爾與維瑟爾發表了一篇論文，指出猴子出生便具有指向選擇性，這項結果讓赫柏看法不受重視。我曾經見過一封休柏爾寫給赫柏的信，內容唐突（還不至於無禮），明確指出這點。後續一項關於獼猴的研究指出，某些動物在V1中有些細胞具有指向選擇性，但是在剛出生的狀態下還太年幼而無法接收重要的視覺輸入訊息，一些在沒有輪廓的環境中長大的動物也有這類細胞。這個發現貶低了赫柏的見解。休伯爾雖然很多意見是正確的，但是他在這裡錯了。科學家很快就發現有這種指向偏好的細胞很少，在某些動物中才比較多，而且這些細胞的敏銳程度比起正常的指向選擇細胞低多了。See Espinosa, J. S., & Stryker, M. P. (2012). Development and plasticity of the primary visual cortex. *Neuron, 75*, 230–249.

實在太短，因此映在視網膜上的移動短得無法產生意義。換句話說，這些貓的皮質沒有接收到視覺移動的資訊。結果呢？牠們長大後皮質中沒有方向選擇性神經元。

最後的實驗最為重要，因為這個實驗直接確認了視覺發育過程中突觸可塑性（synaptic plasticity）。這些實驗由現在分別任職於加州大學舊金山分校的麥克・史崔克（Michael Stryker）與史丹佛大學的卡拉・夏茲（Carla Shatz），和學生共同完成的。在這些實驗中，他們研究的是外側膝狀核。

外側膝狀核的某一部分會接收一隻眼睛來的訊息，另一部分則專門接收另一隻眼睛的訊息。但是在我們剛出生的時候，外側膝狀核並不是這樣子的。正常的嬰兒，兩隻眼睛伸出的軸突會廣泛分布在外側膝狀核中，一開始並沒有左右眼之分。是兩眼伸過來的軸突活動模式不同才造成區分。在出生之前這些軸突就有活動了：產生連波訊號（bursts），像是汽車不動時沒有熄火的引擎。這些訊號是同步的，每次只有一隻眼睛傳過來，下次換另一隻眼睛。

這種狀況讓一種重要的可塑性得以出現，也是機器學習方式的前身。赫柏認為，一群神經元如果同時興奮，彼此之間的連接便會增強，這點在第九章中會詳細說明。當某個眼睛的許多軸突同時發送訊息到外側膝狀核的目標細胞，軸突和這些細胞之間的突觸會強化，強過這些細胞和另外一個眼睛軸突之間的突觸。原本到處分布的軸突慢慢集中目標，有一群外側膝狀核的神經元變得專門對右眼的輸入資訊起反應，而其他的則和來自左眼的資訊起反應。

到最後，在外側膝狀核形成的視網膜圖譜一如所料地變得更為鮮明，因為持續受到活化的突觸強化了這些訊息。史崔克為了確認這個想法，使用藥物阻礙了來自一隻眼睛的活動，這種讓圖譜鮮明的過程就不會發生。

這些發現都指出了感覺系統的組織具有可塑性。但是對於正常狀況下的人類，這有多重要？如果我們冒險去追根究柢，讓人在成長過程中都沒有視力會如何？

要學習才能看得見

赫柏預測，視覺有很大一部分來自於學習：是一種複雜的知覺，由連結經驗而形成，因為世界中的物體是由個別的特徵組合在一起所形成的。他認為這個學習過程發生在生命初期，當時有一些證據指出，腦部在那個時期之後就無法形成必要的新組合。他的基本理念是正確的：視覺中有許多成分需要依賴視覺經驗。不過他認為僅限於幼年的時候產生，則只有部分符合真實狀況。

證據來自於對先天盲人後來重見光明後進行的實驗。麻省理工學院的帕旺．辛哈（Pawan Sinha）在印度出生長大，有次他回到故國，發現到在印度鄉間可能有三十萬名罹患嚴重先天白內障的兒童。這些兒童的水晶體中有霧狀的纖維組織，他們能夠辨別光暗，但是沒有清晰的視覺。辛哈漂亮地結合了人道主義與科學，組織一項計畫，找尋這樣的兒童並且把他們接到新德里，在現代化的醫院中由醫生進行人工水晶體替換手術，許多已開發國家中的年長者出現白內障時便進行這種手術。

辛哈的團隊成員會在手術前後檢查兒童的視力，在手術後數個月或數年後也會再次檢查。移除白內障並不會馬上讓這些兒童恢復視力，他們看到的世界是一團模糊，但是隨著時間過去，他們逐漸能夠看見東西，幾個月之後能夠看見光暗之外的細節，許多人能夠不需要拄著白色手杖行走、在擁擠的街道中騎自行車、認出朋友與家人、上學，以及其他視力正常的人所從事的活動。

不過他們的視力已經無法臻至完美，經過數個月訓練之後，敏銳程度依然在正常人之下。有一個說自己可以讀報紙的標題，但是無法細讀內文。有些人的視覺能力有缺陷，例如無法把彼此有重疊之處的兩個物體區分開來，如同下圖所呈現的樣子。大部分的人看到的是三角形有部分疊在方形之上，但是有些新得到視覺能力的人只能看到一個由線條組成的複雜形狀（有趣的是，當圖中的三角形或是方形獨自移動的時候，就不會有這個問題了。用這種方式以及其他視覺訓練，能幫助視力恢復正常）。

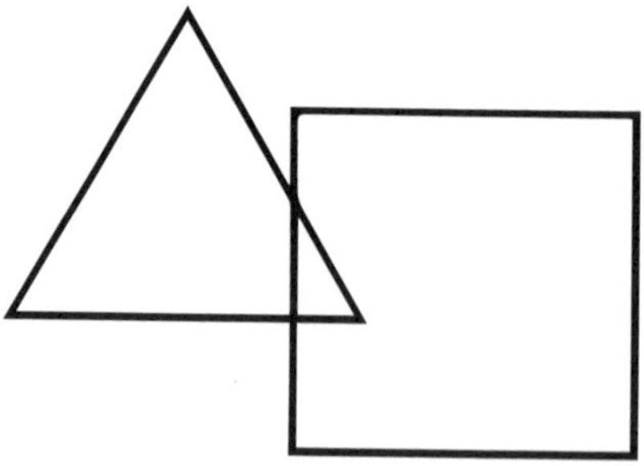

這樣看來，視力有許多是能夠恢復的，但是其他幾項發現也提醒了我們視覺系統的可塑性並非無限。首先，在不同的人（或是猴子）中，臉部辨識區塊都在同樣的位置上，顯示他們天生就排列在固定的腦部位置了。其次，新得到視力的印度兒童學習「看」這件事時，他們腦部模式也發生了改變。研究人員用功能性磁振造影檢查剛移除白內障的兒童腦部，發現到腦中對視覺輸入訊息（包括臉部）有反應的部位散布得很廣而且毫無組織，但很快就變成有些區塊才有反應，而這些區塊的位置和正常人的一樣。這再次顯示出腦部之前就知道臉部辨識區塊應該所處的位置。從這件事我們可以知道，腦中的視覺相關結構有一定程度上已經先形成了。利文斯敦稱這些先形成的部位為「原臉部辨識區塊」（proto-face patch）。

最後，利文斯敦與同事進行了一項厲害又優雅的實驗，在二〇一七年發表結果。他們讓剛生下來的猴子在沒有臉部的環境中養大，沒有人類的臉，也沒有猴子的臉，總之就是沒有臉。這個實驗聽起來大費周章，可能也真的大費周章，但實際上沒有那麼難。實驗人員以正常的方式細心照顧這些猴子，只是他們在接近猴子時，一定會戴上焊工用的面具，由金屬製的彎曲鐵板構成，會把額頭到下巴全部遮起來，上面鑲了一塊暗色玻璃。

除了這點，這些猴子所看到的世界完全正常，牠們能夠看到籠中的所有東西，以及籠子所在的房間。牠們能夠看到實驗人員的軀幹、雙手和雙腳，也能看到用來餵食的奶瓶。牠們可以聽到一般猴群所發出的聲音，唯一不能的就是看到臉。這些猴子的發育幾乎正常，在實驗結束之後放到猴群中，牠們能夠快樂地和其他猴子互動，成功融入猴子的社會。

接下來實驗人員訓練這些猴子靜靜躺在功能性磁振造影儀中，讓猴子看各種東西，例如臉部，這時檢查牠們的腦部活動。結果一如所料，牠們的腦中沒有臉部辨識區塊。但厲害的是牠們顳葉在正常狀況下屬於臉部辨識區塊的部位，對於手的影像有反應。在正常的靈長類動物社會中，視覺裡最重要的對象是臉。臉部傳達出了憤怒、恐懼、敵意、親愛，以及所有的情緒資訊，對於生存與繁衍而言很重要。顯然在環境中第二重要的特徵是手，猴子自己的手，以及實驗人員照顧與餵養牠們的手。

臉部辨識區塊轉變為「手部辨識區塊」可能算是正常現象，不過這種偏好依然有些彈性。那些猴子在能夠看到實驗人員和其他猴子臉部六個月之後，臉部辨識區塊中的細胞逐漸取回了對於臉部的敏感性。顯然臉部傳遞出來的訊息更重要，取回了腦中之前由手占據的領土。

腦部辨識區塊的存在也解釋了一種長期以來引人好奇的臨床症狀，稱為「臉盲」（prosop-agnosia，prosop是希臘文中的「臉」，agnosia的意思是「忽視」），患者的視力一切正常，但是就是認不出臉。他們和普通人一樣能夠看得到細節、區分出不同的臉孔，但是就是難以記得這張臉是誰。

臉盲症的程度有高低不同，嚴重的人需要醫療照護，有的非常輕微。與臉盲症相反的狀況，是有些人非常善於認臉。參議員愛德華・甘迺迪（Edward Kennedy）的一個助理說，參議員能夠認得一萬個人。就我自己來說，是靠近臉盲的那一方。這是個讓人尷尬的毛病，我和你吃了一頓愉快的晚餐，隔天大廳中和你擦身而過時會想：「我認識這個人嗎？」但是怎樣想都想不出來。所以如果有時我的冷淡對待傷害了你，請體諒我並不是刻意無情，而是真的不知該聊些什麼才好。

簡單地來說，臉部辨識區塊分散得廣，看來會彼此合作協調功能，且經由體驗而對臉部具有敏銳的反應。一如利文斯敦所言，這是個分布範圍廣泛而且需要經驗才得以成立的系統，展現出來的行為似乎是其中的細胞參與了某種學習神經網絡。

第九章

神經網絡

——一起興奮的神經元會彼此連接

我的問題是要了解……病人腦部移除了一大塊之後為什麼依然不會影響到智商或是智能，他的家人認為應該會影響才對。在移除了整個右半邊皮層之後，為什麼智能沒有喪失？

——赫柏（D. O. hebb）

進行到這裡，我們要開始嘗試把各種發現組合在一起，想想是否能回答「你能夠認出女兒的臉」這個問題。要了解答案的基本原理，我們得回到一九六〇年代，認識這個神經科學和電腦生物學分支的發展歷史。大約在半個多世紀之前，加拿大神經科學家赫柏想出了這個答案的基礎。

想像一下腦部只有兩個神經元，這兩個神經元就像是絕大部分的神經元那樣，經由突觸連結（先別擔心這個腦要如何與外界溝通，只是個理論中的腦而已）。想像這兩個神經元活化了。從這裡開始，「活化」的意思是神經元發出了神經衝動。

現在我們來看看兩種不同的狀況。在第一個狀況中，兩個理論中的神經元活化了，但是第一個神經元的活化時間，和第二個神經元的活化時間無關。兩者都是因為收到了訊息而發出神經衝動，沒有牽涉到對方。在第二個狀況中，只要有一個神經元發出脈衝，另一個神經元也會。在這兩種狀況中，兩個神經元的活動量都是相同的，唯一的差異在於發出脈衝的時間相同或是無關。

結果，當兩個神經元發出脈衝不同步時，不會有什麼特別的事情發生。但是如果同步發出，奇特的現象出現了：連接兩者的突觸增強了，因此其中一個神經元的活動變得能夠引發另一個神經元產生活動。為了容易記住這個道理，有些人的說法是：「一起興奮的神經元會彼此連接。」

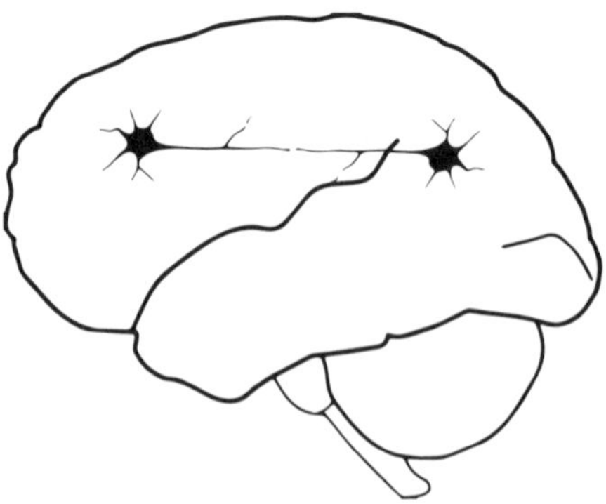

我所描述的這一小段神經科學的內容，長度還不到三百個字，但因為同時活躍而讓突觸連結增強的效應，卻成為了大部分記憶的基礎，而知覺、情緒與行動全都是建立在記憶之上。赫柏是現代神經科學的奠基者之一，他在一九四九年出版的著作《行為的組織》（*The*

Organization of Behavior）說明了神經網絡，那個可修改的神經元間連結後來稱為「赫柏突觸」（Hebb synapse），之後我會再繞回來談論從這個概念誕生出來的現代神經網絡。現代的人工智慧形式，絕大部分是建立在赫柏突觸（以及電腦版本的赫柏突觸）之上的。

赫柏最早的神經網絡概念

在《行為的組織》這本書中，赫柏提出了一個涵蓋範圍非常廣的理論，涉及了神經科學的許多面向。這個理論也成為了現在稱為「機器學習」的基礎。探究動物在自然界如何求生存時，這個理論至為關鍵，不過他思考的出發點是他最愛的研究對象：知覺。

赫柏從簡單的知覺出發。舉例來說，簡單的線條圖案，就說是白紙上面的黑色方框好了。我們看到的是一個完整的圖案，但是實際上如果放得很大，方框的黑線邊緣其實是由小黑點構成的。我們的視網膜偵測到的不是一條黑線而是一串黑色小點，因為這條黑線落在了一群感光神經元（視網膜的桿細胞和錐細胞）上。這些細胞在視網膜上排列得整齊而且緊密，不論那條線有多麼緻密平滑，在視網膜上都是一排黑點。

當然我們看到的不是這樣，我們看到的是白紙上有黑色方框，這是因為腦部會把點連接成線。除此之外，我們不會看成是個別四條線組成一個方框，而是把方框看成一個整體。只有腦部受損才會讓這種知覺統一性分崩離析。麻省理工學院的神經心理學家漢斯－盧卡斯・特柏（Hans-Lukas Teuber）報告了一個病患，在一輛摩托車經過時，病患看到的是一串摩托車。在正常的頭腦中，事物應該要看成是整體，而不是各部位的組合。但是這個世界原本並沒有告訴我們怎樣才是一個物體，呈現的只是一群排列整齊的像素而已，是腦要自己要釐清什麼是物體。在特柏的這個例子中，腦應該要釐清看到的是一輛移動的摩托車，而不是一串摩托車。這個原則稱為「完形」（closure），赫柏藉此更進一步了解了記憶的機制。

二十世紀初期的心理學家知道，物體具有一個格式塔（gestalt，德文，意為「整體」），是凸顯於個別變化之上的本體。最常用的例子是，熟悉的圖案即使去除了一部分，也不會影響到圖案本體的性質。右圖這個三角形雖然缺了一段底線，但是你馬上就能夠認出這是三角形。

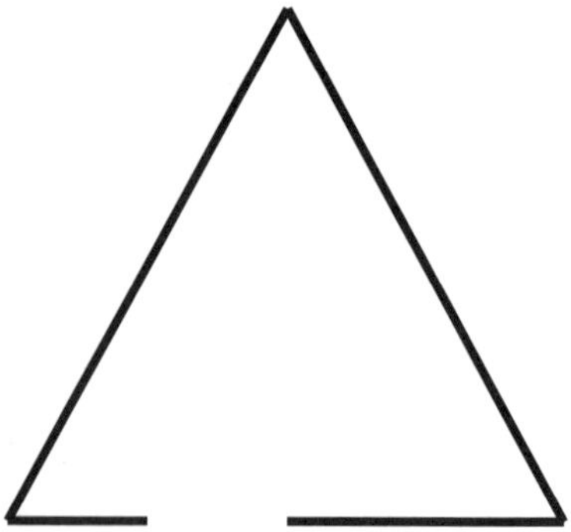

赫柏和學生利用「靜止視網膜影像」（stabilized retinal image），描述了這個現象中一個有趣的例子。人類的眼睛一直持續細微地運動，像是輕微的震動，只是自己無法察覺。這種運動和你要看其他地方時眼睛的移動不同，也因為幅度太小而自己注意不到，但是卻會影響視覺系統和視覺。赫柏和他的團隊成員為了讓視網膜上的影像靜止，採用了一種特殊的隱形眼鏡，這種眼鏡表面上有一個非常細的柄，頂端連接了一個更小的鏡片，讓測試用的影像聚焦到視網膜。這種隱形眼鏡能夠消除眼睛細微移動時對於視網膜影像形成的影響。

視網膜中大部分的神經元和腦中視覺部位對於沒有改變的物體不太感興趣。它們對於新出現的物體有反應，但是如果這個影像沒有改變，就漸漸失去反應。這是有好處的：腦部不需要花費能量在沒有新資訊的事物上。但是副作用是如果影像沒有動，就容易從知覺中消失。眼睛的靜止性顫抖（resting tremor）能夠讓影像在視網膜上來回移動（這種移動也小到無法察覺），抵銷這種效應，神經元就不會疲乏，視覺中的物體也不會消失。但是在實驗中的隱形眼鏡會抵銷掉眼睛細微移動造成的效果，所以眼睛移動時，影像也跟著移動。

就如同你所想的，用上這種實驗性隱形眼鏡時，因為沒有顫抖讓影像穩定下來，影像便消失了。不過對於赫柏而言，重要的結果不是影像消失了，而是消失時發生了什麼事。靜止的影像並非雜亂無章地消失，例如分散成很多點。相反的，影像是以塊狀的方式消失，例如一個方形可能會整個消失掉，或是其中一個邊先消失，然後兩個邊，最後剩下的那個邊才消失。

赫柏推測一個「塊」和腦中同一群神經元同時活動有關。他稱這些神經元為「細胞群組」（cell assembly），這是他對於形容最基礎的神經網絡所用的詞彙。「細胞群組」這個概念精妙，後面會說明細胞是如何組成群組的，這也牽涉到著名的赫柏突觸。

赫柏推測細胞會組成群組，是基於兩個理由：首先，細胞群組可以解釋視覺知覺由塊狀組成。在他的理論中，腦中的方框影像是由各邊的細胞群組同時活化所形成的，這四個群組彼此之間以突觸連結。不過形成方框影像的四個細胞群組，在腦中的位置不必形成四方形的樣子（細胞群組中的各個細胞，以及更上層的細胞群組間的連結，實際上分散在腦中各處）。赫柏研究出的架構是，非常簡單的細胞群組呈現了非常簡單的元素（例如方框），細胞連結之間彼此再連結，可以呈現更為複雜的物體，甚至形成了思想和意識記憶（conscious memory）。這一個方框可能由對於四條線的知覺而來，但是連接上其他細胞群組，成為方形記憶的一部分。

在這本書中，我必須克制自己只說明簡單的知覺，但是必須指出赫柏的細胞群組不只和同類知覺（例如視覺）的不同事件有關，也關聯到聲音、嗅覺與味覺。情緒也是，整個體驗網絡都和個人歷史有關。細胞群組能夠連接到久遠的記憶，所包含的細胞不少，可能有數十萬甚至上百萬個彼此相連的神經元，位於腦中或近或遠之處。細胞群組也包含了概念和情緒的連結。如果你是普魯斯特（Proust）的書迷，就能夠了解為何（在小說《追憶似水年華》中）嘗到一塊瑪德蓮蛋糕便能夠讓他深陷遙遠的回憶當中了。

許多人聽到「神經網絡」這個詞的時候，第一個想到的是蜘蛛網般的連接特性。如果從遠處看，腦中網絡連結的確很像蜘蛛網。不過這個網絡中的連接都是很特定的，其中有些和視覺的基礎有關。

赫柏神經網絡概念有第二個絕妙的意涵，這個和知覺無關，而是能夠解釋腦部受到損傷之後的驚人現象。一九三七年，加拿大蒙特婁的醫生懷爾德．潘菲爾德（Wilder Penfield）執行了一項尖端的手術：把腦中一塊含有異常活躍神經元的部位切除，以避免癲癇從這個受損的部位擴散到腦中其他健康的部位。這是一種有效的療法，通常可以控制患者的癲癇發作，不過如果手術移除到其他特別的感覺或是運動區域，病人可能也會失去重要的功能，例如視覺、聽覺、觸覺、行走，或是其他技能。潘菲爾德進行手術時要好好找出腦中的各個功能部位，而這時病患是清醒的，以便醫生可以避開特定的感覺和運動部位。

這種方式讓他能夠研究腦表面幾乎所有的區域，結果顯示許多大片區域對於感覺和運動系統來說絕非重要。那些區域的功能在當時並不清楚，現在也是。潘菲爾德僱用了赫柏，要他找出在這些「不活動」的區域中是否隱藏了由損傷造成的缺陷。移除某個發病的區域是否會影響智能？潘菲爾德知道，移除了一些功能不明區域，如果會造成什麼損失，程度也非常輕微，這是由於他在進行手術時會和病人交談，發現他們的溝通能力幾乎沒有受損。

當然，正常人都不會認為腦中大片區域是沒有用處的。潘菲爾德要赫柏找出失去的功能到底是什麼，不過這很難從日常對話中發掘出來。接下來幾十年的研究，科學家終於發現到絕大部分的腦部損傷都會造成細微的功能喪失，但是讓赫柏留下深刻印象的是**沒**失去的功能：腦部損傷似乎不會導致特定記憶的消失。

為了避免混淆，我們得要區分特定記憶消失與特別能力的消失。大部分的人從閱讀或是親友發生的悲劇中知道，腦部受損會影響到特別的能力。了解語言的能力可能會消失（失語症）、某個肢體可能麻木或痲痺，臉部肌肉可能萎縮。消失的能力也可能非常特別，例如某人的說話能力可能消失了，但是可能完全保留了解話語的能力。但是這種消失是能力的消失，和某些個別的記憶消失不同，後者才是赫柏研究的對象。

就如同赫柏令人印象深刻的說法：「你不會忘記紅色鞦韆的記憶。」如果你祖母的房子有個前廊，廊上有個紅色鞦韆，你或許會失去關於那個前廊（農舍或整個農莊）的回憶，但是你對於前廊那個紅色鞦韆的鮮明印象可能不會消失。

赫柏更常觀察到的現象是，病人失去了很多過往的記憶（或是失去了形成新記憶的能力），一旦是這種狀況，這些記憶中的所有部分都會一起消失。也有可能是記憶像是變成螢幕上失去功能的灰色連結（如果你未曾出現這種狀況，值得恭喜），但如果你保有某個記憶，通常保有的是這個記憶中所有的部分與特定的內容。

這似乎指出了記憶並不是放在腦的某個地方，但怎麼會這樣呢？記憶不是什麼會稍縱即逝的玩意兒，像靈魂那樣漂浮在身體之外。記憶幾乎可以確定位於某處，這個某處顯然就是腦部。我們稱為腦部的這個電腦包含了記憶，但是個別的記憶看來又不是儲藏在腦中某個特定的位置。

赫柏神經網絡的理念，不只能夠解釋知覺的統一性，**同時**也能夠解釋為何潘菲爾德移除病人腦中受損部位之後卻不會造成大礙。下面就來說明原因。

神經網絡分布到腦中許多部位。如果神經網絡並非牢牢固定在某個位置，而是廣泛地分布，那就能夠說明為何個別的記憶並不是固定儲存在某個位置上。如果一個細胞群組由許多神經元組成，彼此相連，那麼少了一部分並不會造成很大的傷害，整個群組中大部分的細胞都還在而且維持相連，就能夠呈現某個知覺、記憶或是想法。也因此，記憶並非存放在特定部位，它們其實分布在整個腦中。對於潘菲爾德的問題，答案是神經網絡受損的確會影響到功能，但是小到測量不出來（特別是在潘菲爾德的時代）。由於具備了神經網絡，腦部的這種特質工程師稱之為「容錯」（fault tolerant）。

學習性突觸建立細胞群組

到目前為止，我描述了細胞群組組合出整體知覺的方式，以及分布廣泛到整個腦部的神經網絡讓我們摸不著記憶的位置。到目前為止，那些都只是精巧的理論，讓這些理論有不朽價值、讓赫柏理論流傳至今的，是他對於細胞群組建立方式的想法：細胞群組是經由赫柏突觸簡單而優雅的行為連接而成的。

假設有一個細胞群組分散在腦部，這個群組的功用是呈現與儲存某個物體的知覺。細胞群組是一個微小的細胞網絡，這個特定的細胞網絡，要如何把外在世界中的那個特定物體對應到腦中的知覺呢？用另一個方式來說，腦中用來代表方框四個邊（方框在真實世界其實是一個整體）的細胞群組，和看到方框的經驗之間，有什麼關聯？

因為這個世界是有秩序的，腦部也以有秩序的方式得到資訊。世界的形狀會投影到腦部的視覺皮質，在腦部表面會有視覺世界的圖譜。更精確地說，是視網膜上的圖譜映到視覺皮質表面。因此一條線會讓視覺皮質上約略排列成線的神經元活化。視覺資訊傳遞過程中，視覺皮質是把資訊傳到其他物體辨認中心的核心部位。一條線映入時，相鄰的皮質神經元會一起活躍起來。你可以想像接下來發生的事情：由於這群同時活化的神經元彼此之間由突觸連結，這些突觸會因為活化而增強，就「連接」在一起了。這些神經元組成的細胞群組代表了一條線。只要組成了群組，只要其中一個或數個神經元活躍了，其他的神經元往往也會一起活躍。當細胞開始組成群體，其突觸都擁有相同的強度。在經由線條的反覆刺激之後，其中對於線條有反應的那些細胞都受到了強化。

強化之後，皮質就偏好去看線條。如果看到了線條的一部分，已經連結在一起的神經元往往會一起活躍，告訴腦的其他部分那個視覺刺激是一個線條。皮質傳出的訊息很可能是真的，因為在世界上，出現線條的機率的確比偶然更高。真正沒有重複特徵的畫面（所有特徵出現的頻率都相同），看起來就像是電視的雜訊雪花螢幕。世界中的規律性，會推動腦部偏好去詮釋這些規律性。

在更高一層的複雜性中，四條線連接在一起（形成方框）也會引起相應的活躍，這次的活躍代表了方框。到這裡，我這個簡單的二度空間圖形就開始分解了，不再是代表特定方框的細胞群組，而是代表「方框性」這個格式塔（超出各種變化之上的共同特性）的細胞群組，後者無法用簡單的方式呈現。這個問題的解決方式後面會提到。現在我們只要知道：呈現簡單幾何形狀的細胞群組能夠彼此連接起來，成為更大的神經網絡，用以呈現特定狀況中的抽象「方框性」。赫柏認為這種（無意識中發生的）知覺學習，是所有知覺的基礎。

＊＊＊

在神經科學發展的過程中，赫柏對於線條的重視成為了不幸的歷史，因為在一九六〇年代，有證據指出腦中有專門用以偵測線條的神經元（後來發現這也不是非常堅強的證據）。這似乎讓他整個理論都毀了。不過赫柏的基礎理論：赫柏突觸以及其建立腦部連結的方式，並沒有死亡，只是沉寂了十多年，然後隨著世人重新對於神經網絡感興趣，浩浩蕩蕩地捲土重來。

蒙特婁的赫柏

一九六五年的唐諾·歐丁·赫柏（Donald Olding Hebb），身高中等，有些瘦弱，同事和學生稱他「D.O.」。幾次嚴重的結核病使他的一條腿比較短，走路跛跛的。他雖然保持身體直立筆挺，但是兩腳長度不同，還是讓他看起來有點像括號那樣略為彎曲。這年他六十歲，灰褐色的頭髮轉成帶些灰白色。他有著蘇格蘭—愛爾蘭人典型的方臉與白色皮膚。[1]

他在加拿大新蘇格蘭（Nova Scotia）的切斯特（Chester）出生長大，那是一個位於新蘇格蘭南方的沿岸小港，零星散布著A字型的小木屋。初代赫柏（那時的拼法是Heb）在一七五三年從德國遷居到森林茂密的新蘇格蘭，他有許多後代居住在這個省分，離切斯特不遠處有個村莊叫赫柏村（Hebbville），這些德國人和當地為數更多的蘇格蘭人結婚，赫柏自豪地認為自己是蘇格蘭人的後代。

赫柏出生於一九〇四年，父親是小城裡的醫生，母親原名為瑪莉·歐丁（Mary Olding），是內科醫生，在一八九二年進入達豪士大學（Dalhousie University）就讀，是北美洲最早的一批女性醫學院畢業生，赫柏的獨立精神應該是傳承自她。他的姊姊凱薩琳後來成為著名的神經化學家，大部分的時間待在英國的劍橋大學。

赫柏一家住在切斯特大街的普通房子中，距離港口只有幾步之遙。多年之後，赫柏家族的成員會回到切斯特度假，他們家在附近依然擁有一棟房子。赫柏的嗜好之一是駕駛小船。

有位目前還住在切斯特的居民回憶說她的弟弟有個工作是保養赫柏家的船，回家後抱怨赫柏家「要求的水準非常高」。

赫柏的水準也很高，不過他最注重的是原創性，最重要的信念之一是避免平凡無趣。他所追求的是真正新穎的概念。他主持的學系有驚人的發現：腦中的「愉悅中心」（pleasure center）、腦中造成近期記憶選擇性喪失的區域、大鼠腦中告知目前所處位置的神經元、引起癲癇的「導火線」。每一項都是出人意料的發現，沒有一個是只在既有的發現上稍微前進一點而已。我在加拿大馬吉爾大學（McGill）的同學約翰・奧基夫（John O'Keefe）勇於記錄大鼠走迷宮時的腦活動，早在一九六六年就設計出記錄的方式，注意到「位置細胞」（place cell）的奇特行為，這種細胞能夠確認大鼠目前所處的位置。他因為這個發現獲得諾貝爾獎。

赫柏第二個重要的信念就是反覆強調呈現科學內容的方式極度重要。他很注重寫作，本來想要成為小說家。不過至少在我認識他的時候，他已經不再寫小說了，他開玩笑說他的偉

1 二〇一六年八月在新蘇格蘭的切斯特進行作者的個人回憶和訪談。有關赫柏的傳記訊息，請參見Hebb, D. O. (1980). D. O. Hebb, In Lindzey, G. (Ed.) *A history of psychology in autobiography*. San Francisco: Freeman. Brown, R. E., & Milner, P. M. (2003). The legacy of Donald O. Hebb: more than the Hebb synapse. *Nature Reviews Neuroscience*, *4*, 1013–1039.

大小說就是《行為的組織》。他休閒時會狂讀三流的粗俗科幻小說，每隔幾個星期，就把整箱看過的小說放在辦公室門外隨人拿取。

他說：「聽好了，呈現內容是科學研究的一部分。只有你才懂的知識對你或任何人都沒好處。要讓所有人都能夠知道。你的研究有多傑出、你的點子有多聰明，如果沒有人知道，那麼就等於是浪費了。你要讓其他人信服你的想法。」我想像赫柏在精雕細琢《行為的組織》時滿腦子都是：「如果我不能把這些概念好好推廣，就不會有人知道了。」他的確好好推廣了，這本書出版之後馬上就大為暢銷，魅力之一是赫柏明白易懂的文字，清晰而且隱隱帶來歡愉的感覺。

在拘謹和守紀律的外在之下，赫柏也是位紳士。當時他的祕書是一位身材很高的紅髮年輕女士，來為赫柏工作之前是爵士酒吧的酒保。我不能多說她的故事，不過赫柏對於能夠打破慣例，僱用年輕亮麗的女孩子當祕書一事相當高興（當然她對於蒙特婁的爵士與藍調音樂界相當熟悉）。

赫柏創造力非凡，他對於創造力的觀念也深具啟發性，也就是說這些主張本身就非比尋常。他堅決認為學習沒有必要的事物是糟糕的。他常用一個老笑話來強調這個概念：有個魚類學老教授說自己每次記起一個學生的名字，就忘掉一種魚的名字。這個想法可能其來有自：赫柏認為記憶來自於突觸的改變，突觸遲早會用完的。

這個理念必然導致的結果是不應該強迫研究生修正式課程（我讀研究所時選馬吉爾大學主要原因是想要跟隨赫柏學習，其次是因為必修課程少）。該所博士班課程中固定的要求只有簡單的統計學課程，因為有些高等證書需要這個學分。除此之外，沒有什麼必修課。

感知學習

一九六六年時，赫柏真正在意的是感知學習。現在「感知學習」這個詞有很多解釋方式，我在這裡得好好地說分明。第一個是常識性解釋：某種知覺如果練習的次數愈多，表現就會愈好。典型的例子就是察覺針刺在皮膚上的位置。這項測驗的方式是把兩根靠得很近的針輕輕觸碰皮膚，每次接觸過就調近兩根針之間的距離。當你無法區別有一根還是兩根針刺時，兩個針的距離稱為「區別兩點閾值」（two-point discrimination threshold）。如果你每天讓人為你進行這種測試，連續一個星期後，你便可以區別靠得更近的兩根針。

在日常生活中，我最喜歡的感知學習例子是學習聽音樂。我一生聽了非常多音樂，現在我聽音樂要比年輕時還要清楚，不論是分辨巴哈組曲中的聲部，或是重金屬音樂中嘶吼出來的歌詞（真不幸）。我並不在乎流行音樂的歌詞，也不在乎自己是否深刻了解巴哈音樂中的嚴謹結構。把音樂聽得更清楚並不表示更了解這些音樂，只是我的聽覺受到了「教育」。

當然有一種比較簡單的解釋：在練習之後會比較專注在皮膚的感覺或是巴哈的音樂上。

不過感知學習還有更為精細與深層的意義，赫柏有興趣的就是在這方面：**感覺系統中的神經元自行調整**，適應刺激。一九四九年在資訊理論還沒有出現以前，赫柏便相信，神經元為了對應自然世界中的規律性而重新組織，不只是加強原來的能力，而是感知本身的基礎。

在之前說明怎樣能夠看到一條線的時候，便提到了自然景象中的規律性。自然界中的視覺景象中有許多重複的「冗餘」。在晴天時看向窗外，整片藍天從這到那兒都是相同的，這種狀況的專門說法是「冗餘性」（redundancy），其中的一點和另一點沒有區別，產生的視覺訊號是相同的。在更為複雜的事物中，冗餘性依然存在，紅色汽車上的擋泥板就像是受到其他紅色區域的包圍（在這個例子裡，周圍的區域在同一塊擋泥板上）。這也是我們感受到的冗餘性。

再看更奇特的例子，例如森林、電線杆或是建築物。這三個事物的共同特徵是具備了直線。一條直線本身就是冗餘的，如果取直線上的一點，左右相鄰的點很有可能在同一條直線上。換句話說，偏離了直線的點，產生的視覺訊號是不同的。相較於一絲白雲都沒有的藍天，直線只是稍微冗餘而已，因為直線中的點限制在一度空間中而不是二度空間，但出現冗餘性的原理基本上相同。事實上，我們在生活中接收到的視覺訊息幾乎沒有不冗餘的。如前所述，真正沒有冗餘的影像看起來像是電視螢幕的雜訊。

對於輸入到神經系統的視覺訊號來說，冗餘性是非常重要的：代表了你的知覺系統並不需要評估影像中的每個像素。只要腦部在事前就知道這些規律性（因為腦中已經形成了代表這些規律性的細胞群組），知覺系統便會利用影像中的規律性來預測相鄰的像素內容，這樣就比較省力了。生物感覺系統的設計中，利用冗餘性是重要的普遍原則，我們之前在說明邊緣時就曾提到過，在之後提到臉部之類更為複雜的物體時也會再看到。

赫柏思索這些規律性的時候，想到了這些規律性會對應到一個細胞群組。之前曾提到，細胞群組是成群一起活躍的神經元，因為這些細胞之前接觸到了世界中的規律性。整組細胞曾經同時活躍，所以相鄰的神經元會同時活化。如果有四個受到活化的像素排列在一起，皮質中對於這些像素起反應的神經元彼此之間會建立連結。實際上，腦會預測前三個像素之外會有第四個像素位於同一條線上。當然這個預期可能對也可能錯，那條線可能轉彎，第四個像素就不在線上了，但是在預期的時候會考量可能性。視覺世界主要由規律性組成，腦部猜想正確的機會大過錯誤的，知覺猜想的效能因而提高。

另一種說法是，所有的知覺都會因為之前所接觸到的事物而產生偏差。這個意思不是指你會在某些狀況下會預期看到某些東西（就像是你在感恩節時會預期見到堂兄弟），而是無意識地出現在最基礎的層次上，包括視覺、聽覺、觸覺和嗅覺等感覺所**產生**的基礎元素，都會好好地記錄下來。

也是巧合，我在馬吉爾大學進行的一項實驗牽涉到一種主要的「產生」形式。當時我在研究「運動後效」（motion aftereffect），你在注視一個移動的圖案一陣子之後，圖案停止移動了，這時你會覺得圖案往反方向移動。這個效應另一個稱呼是「瀑布幻覺」：你凝視瀑布一陣子，之後你看到的東西似乎會往上跑動。

世人很早就知道這種錯覺，我的實驗得到的新發現是運動後效居然可以持續數日，代表了這種效應並非來自於疲勞，而是持續得更久的知覺偏誤，和那種看了亮光造成的短暫後效不同。我也發現這種效應和原始的刺激緊密相關。在日常生活中，知覺依然維持正常，只有再次看到原來那個移動的圖案（這時是靜止的），才看到那讓人心裡毛毛的反向運動。

這種現象還有更特殊的地方：我發現到刺激要重疊於先前看到時的區域。這是因為腦部的視覺中心組織的方式也像是一張圖譜，視覺中的長期變化並沒有發生在你的預期感覺或是意識之類無法捉摸的世界中，而是位於腦部的感覺系統上。這些實驗中的受試者並沒有意識到自己的知覺產生了變化（他們的視覺完全正常），之後才讓他們看到實驗中造成視覺刺激的特殊運動。受試者對於那個有特殊運動物體的知覺改變了（你也可說「產生」出了改變），而且就如同赫柏所說的，這個改變的對象非常特定，也滿持久的。

我發現的現象有點詭異。測試中的視覺刺激移動的方式並非尋常，看起來在動，但是實際上你知道那個影像沒有動，因為只要和周圍固定不動的物體比較就知道了。這種影像很適合用於交際場合中取樂。不過後來洛克斐勒大學的查爾斯．吉爾伯特在測量受試者一個日常能力（分辨空間中一條線的位置）時，也發現了類似的結果，代表了有用的日常經驗其實可以由經驗而改變。

證明主要推測

諷刺的是，赫柏關於知覺和認知的理論，遠不如他對突觸可塑性（赫柏突觸）的推測出名。前者不受矚目也情有可原，其概念比較難掌握，而後者描述的是個別突觸，突觸是真實的物體，（在顯微鏡下）又觀察得到。除此之外，在當時他的知覺理論也無法測試。直到二十一世紀初，把分散式神經元系統加以視覺化的目標才不再是白日夢。

赫柏並不太擔憂赫柏突觸這個概念，那只是一項推測，用來建構知覺與記憶理論的工具。在二十一世紀，突觸是非常實際的東西。我們了解突觸的細微結構，你可以用3D印表機做一個突觸模型放在桌上。我們知道訊息會經由突觸傳遞，也知道由幾十種分子參與了傳遞過程，而且每種分子都有特定的功用。

在一九四九年，赫柏完全不知道這些，在更早之前，突觸只是推測的結構，因為具有解釋現象的價值，大家才希望有這個結構存在，但是那時也缺乏直接證據。赫柏無法對突觸有更多的想法，所以也就不多煩心了。不過他的確設想，突觸強度的變化可能是記憶的基礎。然後到了大約一九七〇年，我們終於發現到腦中某個簡單的系統，可以讓我們用基本的實驗室設備觀測其中的突觸強度。這種突觸強度的改變稱為「長期增益」（long-term potentiation）。（科學家對於自己的看法沒那麼有把握的時候，所使用的字彙會非常貼近操作型定義。「長期增益」只是精確地描述在某一類實驗中發生的現象，就這樣，當時沒有人膽敢用「突觸學習」或是其他之類的詞。）

在真實突觸上的長期增益，直接顯示出神經脈衝重複通過突觸會使得突觸增強，這種增強可以在刺激結束之後維持數個小時甚至到數天。這就如同赫柏所推測的：一起興奮的神經元會彼此連接。赫柏突觸和相關的理論激起了一小群關於個別突觸可塑性的研究。最近某天早晨我用電腦搜尋「長期增益」，找到了一萬三千八百篇論文。二〇〇〇年，艾瑞克·坎德爾（Eric Kandel）因為對於突觸可塑性的研究獲得諾貝爾獎。

最早在實驗室中觀察到長期增益現象的是挪威生理學家泰耶·勒莫（Terje Lomo）。他在一九六六年發表了一篇長期增益現象的論文，內容雖然簡單但是精確。到了一九七〇年代初期，勒莫和提摩西·布里斯（Timothy Bliss）與其他的合作者，發表了一系列論文，詳細描述了長期增益現象。勒莫所研究的腦迴路中，軸突纖維很適合用電來進行刺激。電刺激可以讓這些軸突纖維刺激某一組突觸後神經元活躍起來。或許值得一提：他們研究的系統是海馬迴中的齒狀區（dentate region），會有這個名字是因為早期的解剖學家認為那個部位長得像牙齒。

當時新奇的發現是，以一連串高頻刺激制約（conditioning）了突觸前神經纖維（突觸的「上游」），能夠增進突觸後細胞（「下游」）的反應，而且可以維持很長一段時間：數個小時甚至數天。這項發現會引人注意，在於當時觀察到的神經元活動持續的時間都用毫秒當作計算單位。我們當時希望，長期增益中發生的持續性改變是一個突破口，讓我們研究記憶運作的方式。

神經網絡的沒落

我希望我有表達出赫柏有多厲害：他在一九四九年的發現，要到了幾十年之後我們才能夠做實驗證明。在一九四九年，沒有人想過單一個突觸居然有記憶。由突觸組成的「細胞群組」或「神經網絡」等概念，遠遠超出早期神經科學家的想像，當時他們都只想要了解簡單的反射行為，那是只有幾個神經元組成的途徑，傳遞資訊的方向也單一。早期解剖學家繪製出圖形中隱藏了更複雜神經網絡的跡象，但是沒有人加以探究。當然也沒有人想要解釋或甚至提出假設，說明人類失去部分腦部後對於認知物體的影響，**以及**為何個別記憶依然能夠存在。只有赫柏用細胞群組來解釋。

除此之外，赫柏當時也沒有我們從電腦科技借用過來的概念。現在幾乎所有受過教育的人，至少都略知電腦中利用了神經網絡。神經網絡是機器學習的重要基礎，讓電腦能夠從大批資料中找出值得注意的模式，我們因此能夠預測流行病，或是建立恆星演化的模型。

赫柏沒有這樣的概念。一九四九年，腦科學家知道腦部特定的部位受損時，特定的能力也會受到影響，但是沒有人膽敢提出詳細說明記憶的理論，或是解釋腦部和知覺之間關聯的理論。赫柏直接跳到了未來，他所提出的問題我們現在才剛開始探究。

結果他可能跳得太遠了。他對於神經網絡的推論，一、二十年來都不受到青睞。不過到了大約一九六〇年，出現電腦理論這個新興領域，領域中的研究人員重拾赫柏的理論，並且探討了幾個與赫柏相似的發明，其中特別有趣的是讓電腦成為感知器（perceptron），這在第十章會詳細討論。不過在那時之前，赫柏一九四九年書中所提到的細胞群組只是舊聞，而且赫柏也沒有採用電腦科學中以近似數學的方式來說明他的理論。

利用赫柏的理論在當時還有其他艱難的障礙。首先，如果要從細胞群組來了解知覺，我們很難想像接下來的步驟有哪些。多個細胞群組之間要如何連結才能創造概念、產生動作？複雜的知覺（例如一張臉）要如何組合起來？赫柏認為簡單的知覺和更大的知覺之間是有連續性的，這是正確的嗎？除了呈現物體的細胞群組之外是否也有呈現思維的細胞群組？就如同之前說的，你坐在桌子前面，光用想的很難了解到底其中發生了什麼事（這比進行實驗還要難，因為在實驗室中，難題會拆分成小部分逐一處理）。而且赫柏和其他科學先驅者一樣，會盡全力把自己的概念推得很遠。對於細胞群組的回應活動，赫柏提出了很有趣的想法，但是不如赫柏突觸這樣的理念可以歷久不衰。這個想法和其他從理論延伸出來的想法只是走上了歧路而已。

另一個大問題讓包括我在內的許多神經科學家去從事更為直接的生物學研究：我們沒有實驗工具可以處理分散式系統，從定義來說，一個分散式系統中的神經元遍布整個腦，而且會同時活躍。就算一次能觀察到腦中一個神經元，就足以讓人興奮了。我在前面描述過實驗室的生活，每天就只能觀察到幾個神經細胞的顯著活動而已。就定義來說，神經網絡廣布腦中，並沒有能夠輕易觀察到神經網絡的方式。我和許多同行好友因此決定放下認知神經科學，再次接受訓練而成為生物學家，好去研究知覺中最為基礎的步驟。你已經聽說過我們的研究成果：我們對於資訊從眼睛到腦部的流程已經很清楚了。現在讓我們看看神經網絡是否能夠幫助下面這個題目。

第十章
機器學習、腦部與電腦視覺

今天讓你發生勝利呼喊的發明，很快就會讓你發出恐懼的呼喊。

——貝托爾特・布萊希特（Bertolt Brecht）

如果我描述得太小心翼翼，我得聲明，我和大部分的科學家一樣，認為腦是一種計算機器。在早期，這只是一種修辭手法。一九八〇年代的電腦只能用來計算收支而已，之後電腦的計算能力每隔十八個月就倍增（由摩爾定律推算）。現今電腦的計算速度與性能令人嘆為觀止，除此之外，好的電腦也已經很便宜了。當然，美國國家安全局、谷歌（Google）和美國中央情報局的電腦要比你我能買的電腦大多了，也快多了。不過我們現在能夠負擔得起的電腦，快到足以容納一個腦，或至少是腦的一部分，因此科學家現在可以複製一個腦，或至少讓電腦進行腦從事的某些工作，我們可以從中得到真正的腦運作時可能依循的規則。

說來這是了不起的發展，但是有點諷刺。早期科學家費盡全力，想用這些慢吞吞的舊型電腦模擬人腦，發展人工智慧。但是隨著電腦的進步，人類也學到更多教導電腦的方式，到最後電腦執行某些任務的能力遠遠超過了人腦。結果神經科學家現在反過來從電腦那兒學到許多關於人腦的知識。從兩方面共同研究知覺是很棒的事，在本書的最後我會提到一些設計電腦時依然借鑑腦部的地方。人工智慧界接下來要處理的大問題是無監督學習（unsupervised learning），腦的運作方式其實指引出找尋答案的方向。為了讓你有基本概念，我會先介紹一些智慧電腦，然後看看我們從這些電腦學習到的腦部知識。

＊＊＊

二十年前，我在一場雞尾酒會上遇見一位工程師，他在一間專門處理電腦視覺的航太公司工作。這間公司設計了精靈炸彈。我問他：「你設計的時候會用到神經網絡的原理嗎？」

他的輕蔑顯而易見：「聽好了，我的工作是設計能夠偵測森林中坦克的系統。如果我的炸彈無法認出坦克，就賣不出去。我不會用神經元那種模糊計算的垃圾。我得要能夠說明我的炸彈是如何運作的，就這樣。」

時至今日，神經網絡已經應用到自動車駕駛了，而且有些設計者甚至無法道出自己的發明為什麼能夠辦得到，但這種想法依然殘存。工程師再注重實際不過了，他們想要看到每個步驟是如何達成的。或許在未來，具備思考能力的電腦能夠幫得上他們的忙。畢竟電腦是機器，所有零件都是由原子組成，理論上一定有可能釐清電腦內在的狀態。

我認為工程師終究能夠釐清。不過在此同時，如腦這種比較聰明的電腦，能夠讓我們不需要真正清楚其內部運作的方式就完成任務。

能學習的電腦

之前描述了猴子的腦部可以藉由經驗發展出臉部辨識區域：猴子必須看到臉部，才能夠打造出專門對臉部有反應的神經元。這個過程是怎麼發生的？重複出現的臉部訊號是怎樣通過視網膜、外側膝狀核、初級視覺皮質中的一連串神經元，抵達顳葉的呢？對此我們只有理論和零星的片段知識。但是在某方面，我們有扎實的生物理論基礎：長期增益，也就是練習強化突觸。從另一個角度來看，我們有一個可以了解的實例：電腦視覺，因為那是人類發明出來的。

視覺電腦（或者你可以說思考電腦）的老祖父是「感知器」。由於許多學習機器採用了感知器運作的基本原理，因此應該在這裡加以說明。

感知器是在一九五〇年代末期發明出來的，上面有一些感知單元，每個只能夠偵測到單一而且簡單的事物。各單元會把訊息傳遞集中到一個決策機器。奧利佛・塞弗里奇（Oliver Selfridge）把自己發明的一種早期的感知單元取了個隨便的名字：「惡魔」（demon）。個別的惡魔會把自己接收到的小片段訊息同時傳遞出去，因此他在早期的感知器名叫「泛魔識別」（pandemonium）。每個惡魔只負責看所有輸入訊息的一個特徵，傳遞訊息的模式只有三種：什麼都沒有看到、悄悄說「看到一點」，以及大聲說「看到很多」。就這樣。

如果你教導能夠做決策的感知器，它會變得更聰明。假設它要學習辨認房子，給它看一張房子的照片。所有的惡魔會傳送看到的資訊，如果我們告訴感知器「這是一棟房子」，它會評估每個惡魔傳來的資訊。如果有個惡魔辨認的是直線，看到了房子會發出很多資訊（因為房子圖案中有很多直線，這個惡魔也就看到了很多直線），感知器會給這個惡魔加權。看直線的惡魔自己無法辨認房子，但是它偵測到的東西（直線）和房子的圖形有關。偵測和房子無關特徵的惡魔，所輸出的資訊就受到輕視，也就是說感知器之後會比較不注意這些惡魔的建議。

下頁是感知器的基本結構圖。如果用機器學習界的行話來描述，感知器是二元分類器（binary classifier）監督學習時使用的一種演算法（algorithm）。

這代表了感知器能做出「是貝絲」與「不是貝絲」這類的決定。雖然聽起來能力很有限，但是你想像一群感知器共同平行運作的狀況，便可以了解物體辨識的過程。

把一個數位格式化的影像拿給一排惡魔看。每個惡魔都有自己觀測時特別敏銳的特徵。惡魔不論是否偵測到這個特徵，都會輸出訊息到決策器。決策器會收集所有來自惡魔的訊息，監督者（教師）會告訴感知器這個訊息是否代表了貝絲。這時經由「反向傳播」（backpropagation）這個過程，感知器會調整個別惡魔與決策器之間連結的加權比重：提供的資訊有利於辨識貝絲的惡魔，可信度會增加。在下圖中，標示「加權」那些線條的粗細等同於惡魔的可信度（相當於腦中突觸的加權）。下次這個「貝絲」感知器看到一張圖片，那個特殊的惡魔所傳到決策器的訊號就會受到加權，也就是對決策器的影響更強。這個步驟可以用貝絲的影像重複訓練，你也可以訓練感知器辨識其他任何影像。感知器受到的訓練愈多，辨識正確的程度也隨之增加。就這麼簡單。這裡描述的簡易單層感知器能夠學習辨認簡單的事物，數百到數千個這樣的感知器堆疊起來，能辨認出臉部、開車，或是執行其他讓我們驚訝的任務。

現在我們來思考一個實際的例子。下頁圖中的感

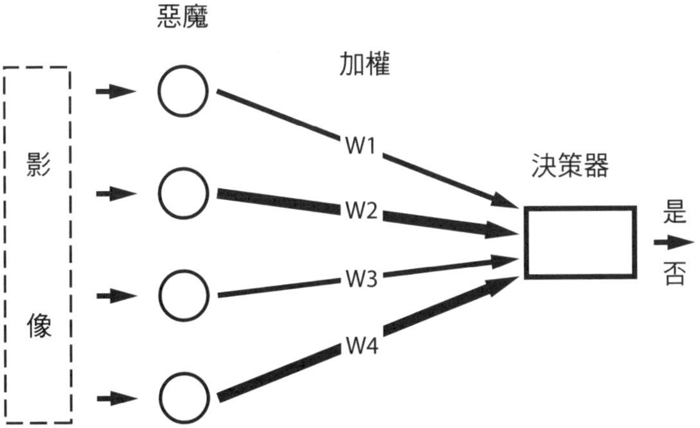

知器和前一張圖一樣，只是多了兩個特徵偵測器（也就是傳統「泛魔識別」中的「惡魔」）。輸入資訊（字母A）同時呈現在各個特徵偵測器之前。

每個偵測器能夠偵測單一個特徵。在這個例子中，是朝特定方向偏斜的邊緣。我們讓感知器看字母A，各個偵測器的反應如下：對於右向左斜邊緣敏感的偵測器會反應，對於左向右斜邊緣敏感的偵測器也會，兩者代表了A中的兩條夾角線。除此之外，對於水平線敏感的偵測起也會反應，因為A中有一條橫線。「教師」會告訴決策器說：「這是字母A。」偵測的知覺器就會增加那三個偵測器的信賴度。

請注意在這個圖中，有三條和字母A相關的線畫得比較粗，分別是W2、W4和W5，代表這三條線比較重要。下次在感知器前出現這個字母時，它會特別注意這兩條斜線和橫線。

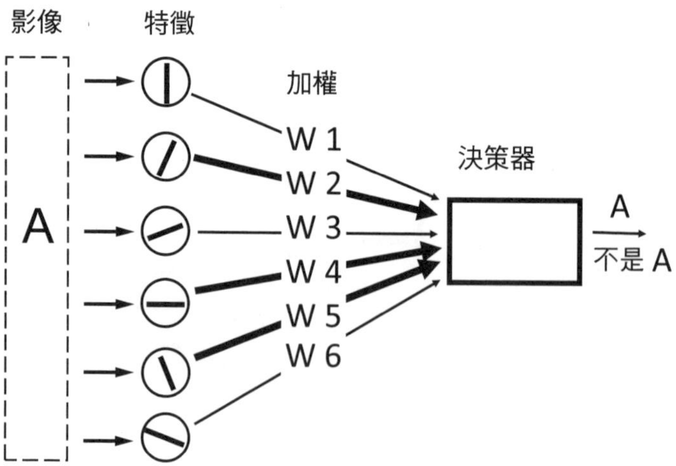

現在假設我們把這個偵測字母A的感知器去看字母B，對於直線敏感的惡魔會反應，對水平線敏感的惡魔也會。但是對於這個字母A感知器而言，只有來自於水平線惡魔的資訊才是重要的，這時收到的訊息要少過看到字母A的時候，所以感知器的結論是「這個字母不是A」。

不論是要進一步了解機器或是腦的感知，下面是個很好的例子：想像如果改變給感知器看的字母大小會怎樣。字母A再次放到感知器前，不過這次的字母比較小，你會想起來依靠模板認字的機器無法通過這個測試，因為比較小的字母A和機器原有的模板不相符。但是現在這個感知器不會被騙，只因為我們只賦予偵測器一個假定：能夠分辨輸入影像中的斜線，不論這條斜線有多粗、位於何處，只要是斜線就可以了。因此那些偵測器會找到三個特徵：兩條斜線和一條水平線，那麼這個字母就是A。

我會用這個例子，是因為之前提到視覺皮質的「複雜」細胞也辨識了這個重要的特徵。視覺皮質中的複雜細胞就和我理論中的感知器一樣，只對線條的指向敏感而不理會線條所在的位置。這個練習過程顯示了初級視覺皮質區的複雜細胞（位於視覺處理早期階段中非常單純的前處理特徵偵測器），能夠開始得到感知器的能力。人工智慧巨擘楊立昆（Yann LeCun）【譯注：法國人，「楊立昆」是他的正式中文名字】明確指出複雜細胞帶給他靈感。

更大更好的神經網絡

感知器很有趣，但是詭異的事情發生了：這種人工智慧落入了黑洞之中，過了四分之一個世紀才又重新浮現。約在一九六五年到一九八五年，現在稱之為「人工智慧冬天」的這段期間中，感知器這類機器學習的研究基本上被拋到腦後。我們現在知道那時的發展方向是錯的。目前人工智慧建立在類似的基礎上，卻能夠展現幾乎所有的人類技能。當時機器學習為何會被束之高閣？

首先，發展人工智慧基本上是實際的目的，而不是在建構理論基礎（人工智慧的基礎可以用純數學的方式描述）。這很不利。當時的電腦科學家接受的往往是數學家訓練，他們認為無法用數學方式描述的事情是不優的。事實上當時一位引領研究的電腦科學家寫了一篇數學證明，指出這樣簡單的神經網絡不可能學到什麼重要的事情。

他顯然錯了，但是我們也不是從數學理論知道這一點，而是從殘酷的經驗法則：製造出真正有用處的電腦神經網絡而得知。

機器學習當時受到鄙視的第二個原因是「實際演練」：就今日的標準來看，當時的電腦超慢，大部分的科學家也沒有電腦可用，這代表在機器學習領域中數學理論將舉足輕重，因為也沒有其他工具好用了。後來隨著電腦科學發展，有了更為快速的電腦，機器學習領域有了得到實際經驗的方法，進展快速。現在能夠作為實證的不只有數學理論，還有實際的結果。如果神經網絡能夠發揮功用，就是有功用。理論依然重要，只不過要跟上實際的結果。

大型而快速的電腦，加上龐大的訓練用資料庫，讓感知器的基礎原理擴展到許多地方。下面是現今神經網絡的標準模式圖。輸入層（input layer）會把訊息傳給一層中七個感知器，這七個感知器又會傳訊息給另一層七個感知器，如此層層相傳。我們目前所知道的神經網絡，就是一層層串在一起的感知器。

將這個結構稱為「神經網絡」是為了致敬腦。科學家有的時候會說這些連接是「隨機」的，但是我們知道實際上不論是真實的機器或是在真實的腦中都並非如此，我們只是不知道它們的運作方式而已。但我們的確知道這個電腦化神經網絡能夠經由加強其中的連結（突觸）而得到智慧。我們的確知道，真正的神經連結在重複接

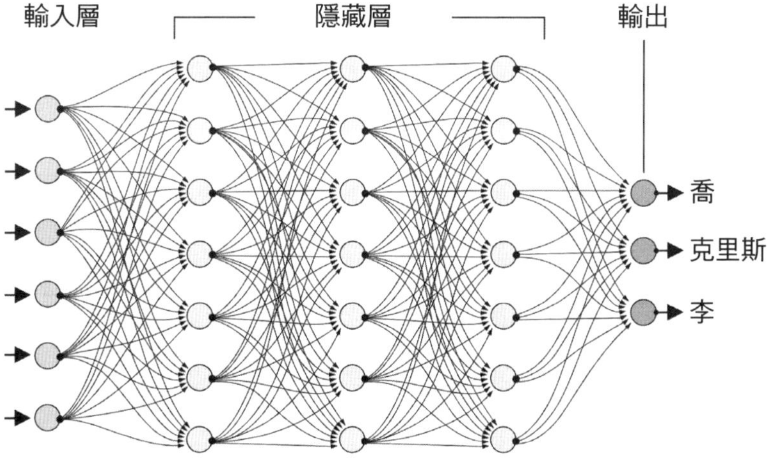

收到同時發生的輸入資訊時，會逐漸增強。我們也知道腦部含有許多層神經元。

機器學習時，反向傳播的功效非常巨大。之前提到了一個感知器的簡單例子。在現今的神經網絡中，來自「教師」的訊息（「這是字母Ａ」）必須從輸出層反向傳播，通過隱藏層，改變通過的連結，抵達輸入層，其中可能通過數十層甚至數百層（稱為「隱藏層」，是因為它們不會如同輸入層和輸出層那樣直接和外界溝通）。目前神經科學家的重要工作就是了解腦部如何完成這件事，當然是假設腦會這樣做。

＊＊＊

我希望我在機器學習界的朋友能夠原諒我，因為現今人工智慧的內容要比我在這裡介紹的多太多了。用簡單的例子來說吧，你不可能一直強化電腦的突觸，系統遲早會觸及突觸強化的上限（解決方式之一是把負向、抑制型突觸加進來，也就是「反赫柏」突觸）。

不過任何符合電腦標準格式的資訊都可以輸入神經網絡中。可以是圖片（二次元矩陣上的像素）、固體（三次元矩陣上的像素，稱為「體素」），或是一連串壓力波（聲音），這些資訊只要適當地數位化後就能夠處理。社群媒體上文法粗劣的聊天內容也可以。早期神經網絡能力驚人的例子是偵測到剛出現的流行性感冒傳染。輸入的資訊是臉書上各個城市中毫無文法的閒聊，例子中的「教師」是美國疾病防制中心（CDC）的流感病例報告。這個神經網絡經過訓練之後，能夠在疾病防制中心的衛生統計資料出爐之前，知道某個城市中已經有流感流行。我認為這是因為在臉書中上百萬次的對話中，和健康相關的貼文愈來愈多，其中出現了「不舒服」、「請假在家」或是「噁心」的字眼。這些字眼和流感之間的關聯性沒有什麼神祕可言，理論上找個人監看那數不盡的對話也可以得到相同的結果。不過幸好我們可以用電腦完成這件事，因為那些對話的數量遠遠超過人類的負擔。

神經網絡和腦部一樣，能夠抵禦損傷造成的影響。如果你的電腦神經網絡有數不盡的連結，損失了一小部分對於功能發揮幾乎不會造成影響。每個連結只包含了神經網絡所具備的「知識」中的一小部分。說實話，的確有會有細微的功能損失，但是機器能夠持續運作。外科醫生潘菲爾德觀察到的人腦就具備這樣的現象，許多病人腦部嚴重受傷，但是功能受損的狀況卻相當細微。

最後要提一件違背直覺的事情：我們並不需要知道多層級神經網絡中每個隱藏層裡面有什麼。就我所知，沒有人真的知道蘋果公司的神經網絡 Siri 在我所說的話與呈現在 iPhone 螢幕上字詞之間的關聯。理論上那些連結應該是可以讓人知道的：這些內容位於神經網絡突觸的一組加權連結之中。但是在網絡中有數不清的連結，要追蹤其中一個（在電腦神經網絡中代表口語中「狗」這個音素〔phoneme，聲音的單位〕）所付出的心力完全不值得。如果電腦能夠正常發揮，就是可以運作。

泰瑞．咸諾斯基與能夠對話的神經網絡

在人工智慧冬季時期，有一小群頑固的科學家，在加拿大多倫多大學的傑佛瑞．辛頓（Geoffrey Hinton）帶領之下，堅持神經網絡的研究，其中一位是當時在約翰霍普金斯大學的泰瑞．咸諾斯基（Terrence Sejnowski）。他說當時很幸運，沒有讀那本深具影響力、證明神經網絡無法學習的書，只是自己埋頭打造一個人工智慧出來。[1]

他是一位非凡傑出的人，專業生涯始於普林斯頓大學著名的物理研究所，在當時一連發表數篇關於腦神經元行為的數學理論論文，接著前往哈佛大學，在庫夫勒那兒進行博士後研究。

在哈佛的研究深深改變了泰瑞。庫夫勒是堅定的實驗主義者，精通神經系統的大小知識，但是沒有提出什麼理論。他精明地從一大堆博士後研究員應徵者中選擇了咸諾斯基。

這個選擇可能是因為庫夫勒了解到咸諾斯基和自己一樣坦率單純。如果你對咸諾斯基的認識不深，只會覺得他是個電腦怪傑。他熱愛科學，可以夜以繼日地研究，對於所有的事物都有興趣，能深入思考小細節與大面向，總是在找尋新見解、隱藏的瑕疵，以及有創意的東西。簡單來說，他擅長逆向思考。

他的行為舉止也和常人不同，最顯而易見的例子是他喜歡穿白襯衫、深色西裝和黑色皮

鞋。絕大部分科學家認為自己是個人主義者，通常穿著涼鞋、牛仔褲、運動衫和T恤，開小型車，往往留鬍子。科學家這群人有自己的風俗習慣。在哈佛大學神經生物學系中，穿著深藍色西裝來上班的人，肯定有自己所追尋的目標。有次我帶他去駕船，他身穿羊毛便褲和革底皮鞋來。

泰瑞和他人互動的時候，基本上就是無拘無束，腦中想到什麼馬上就說出來，有的時候這還滿失禮的，但是他自己卻不會覺得困窘。除此之外，從老遠就能夠聽到他的咯咯笑聲。哈佛大學神經生物學系的人不知道要怎樣評估泰瑞。他和庫夫勒發表了一篇有趣但是已遭人遺忘的論文，談的是一個簡單神經系統模型中的突觸傳遞訊息方式。不過神經生物學系的氣氛特別著重於實驗，對於泰瑞來說並不是適合久留之處，大家認為他是個有趣的怪傢伙。

泰瑞離開哈佛之後，到了約翰霍普金斯大學，大約在這個時候見到了辛頓，當時辛頓和大衛・魯姆哈特（David Rumelhart）已經發明了反向傳播的方法。之前提到過，反向傳播對神經網絡學習的重要性：能夠反向調整隱藏層中突觸的「加權」。泰瑞了解並且支持這種想法。

從我身為細胞神經生物學家的優勢地位來看，泰瑞在一九八〇年代初期以前都默默無

---

1 咸諾斯基的事蹟來自作者的回憶，以及他自己所寫的人工智慧史：Sejnowski, T. (2018). *The deep learning revolution: Artificial intelligence meets human intelligence*. Cambridge, MA: MIT Press.

名，到了一九八五年參觀他的實驗室之後我才大開眼界，他在實驗室中為我展示了一個教自己交談的神經網絡。

字母是一個一個輸入神經網絡的。在這個例子中，研究人員研究的是神經網絡怎樣發出cat這個詞中c字母的音。

這個任務有什麼值得一提？因為英語的發音方式不規律稱得上惡名昭彰，任何母語非英語的人學英語的經驗都是血淋淋的例子。舉例來說，我們都認為一個單字的最後字母為e，前面的母音發長音，算得上英語發音的規則，例如gave或是brave，但是在have這個詞中a的發音相近但是顯然有差異，打破了規矩。為何我們在說mow這個詞時，其中o發音和cow的o不同？以英語為母語的人不會注意到這些，因為生來就學會了，但是電腦會注意到。語言學家對於這些不規

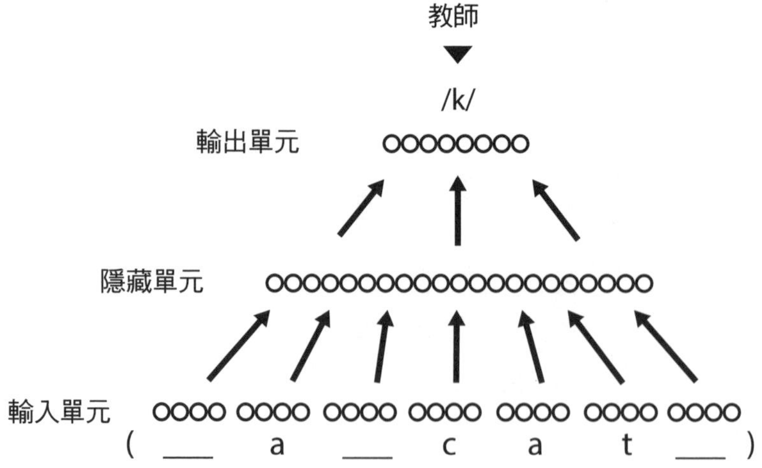

律也深感痛苦，他們詳列了許多規矩、規矩中的例外，以及例外中的例外。

幸好語言學家也編纂了發音字典，收錄了兩萬個英文單字的標準發音。咸諾斯基與查爾斯・羅森柏格（Charles Rosenberg）用這個含有英語中所有音素的字典當成神經網絡的「教師」。教師從字典中拿一個音出來，如果神經網絡猜對了那個是 cat 中 c 字母的發音，字典就會告訴網絡答案是正確的。在神經網絡中，cat 中的 c 字母和這次特定聲音輸出之間的連結就會受到強化。

為了讓其他人也能夠理解這種練習，研究人員很聰明，讓電腦所得到的發音書面形式輸入「喇叭」中放出來：電腦程式將發音書面形式當成英語輸入，再轉換成聲音發出來。這個步驟和科學本身沒有關係，但是可以顯示神經網絡的學習過程，任何人都能夠了解。

在接受訓練之前，神經網絡輸出的聲音一如你所料想，甚至連一群混亂的辭彙都稱不上，而是一團毫無關聯的音素。在幾輪訓練之後，它開始出現一些類似嬰兒發出的聲音，例如 ga、ba、ta。再多幾次教導，網絡開始發出真正的詞彙，但是其中夾雜了各種錯誤的發音。最後網絡能幾乎完美地發出英文文本，不只是用來訓練的文本，而是所有的英文文本。在教導的過程中不需要傳授任何英語發音規則，只需要輸入許多例子即可。

有趣的是，科學家拆解了幾個隱藏層，發現到神經網絡知道有些詞要連在一起，但是科學家在網絡結構中並沒有找到諸如數百條英語的規則。神經網絡學習英語的方式有些像是以英語為母語的人所學習的方式。只有專家才能說明英語發音的規則（我就不行），母語者能夠輕鬆流暢地讀出英文。就學習英語的過程來說，咸諾斯基的神經網絡就像是人腦。

這些都是用一九八〇年代初期的電腦完成的，從現代的標準來看，那些電腦速度慢到可悲。現在的電腦速度快上數萬倍，而現在的神經網絡可以有數百層甚至數千層。這些神經網絡也有許多細微的修改之處，但是基本原理和羅森柏格、咸諾斯基、辛頓與赫柏所掌握的相同。

會說話的神經網絡讓我讚嘆，其他人也同樣讚嘆不已。自此咸諾斯基受到眾人矚目，一直持續到現在。全國性電視節目訪問了他。反向傳播成為調整神經網絡連結的基本方式。泰瑞很快從約翰霍普金斯大學轉職到位於南加州美麗海岸邊的沙克研究所（Salk Institute），至今仍在那裡工作。

咸諾斯基依然穿著深色西裝，開著黑色德國製大轎車。他目前七十三歲，依然發出獨特的咯咯笑聲。雖然他有一身榮耀頭銜，多了些拘謹，但是依然帶有年輕天真、科技怪傑的氣息。他不懼於談論自己研究的成功，當然也有人嫉妒他。但他基本上是謙虛而且自然大方的人，純粹就是對科學有興趣而已。雖然他有可能讓專業人士嫉妒，但我想不到誰會討厭泰瑞・咸諾斯基。

有視力的電腦

你可能聽說過有視力的電腦，出現在自動駕駛車上，或是能夠辨識臉部。擔憂科幻情節成真的人會想到將來有天去百貨公司，攝影機拍到你的臉，之後把你的身分和購物喜好連接在一起，然後百貨公司會（以某種方式）操縱你買你原本沒有打算買的東西。

我得告訴你，無須擔心……至少現在還不需要。目前圖形式驗證碼（CAPTCHA）依然用來維持你的網路安全。[2]事實上圖形式驗證碼是一個很好的例子，說明日常用電腦依然有難以解決的任務（美國航太總署的電腦當然能夠破解絕大部分的圖形驗證碼，但是在日常生活中出現的業餘機器人是辨不到的）。

電腦能夠看東西，真的很厲害，而且辨別的速度突飛猛進。為了說明這種能力，我會介紹幾種辨識臉部的方法，這是我在本書一開始就提出的問題，對於視覺神經科學家而言，如聖母峰般高聳。

2 圖形式驗證碼的全名是「可區分電腦與人類的完全自動化公用圖靈測試」（completely automated public Turing test to tell computers and humans apart）。圖形式驗證碼由扭曲的影像組成，人類可輕易地辨識出來，但是對電腦來說卻很困難。傳統的圖形式驗證碼是扭曲的字母，但是最近有些改用圖案了，例如多張某輛巴士的照片，但是有其他各種物品擋住了巴士，要你算出幾張有巴士。這是駭客與圖形式驗證碼設計師之間的戰爭。

現在最佳的臉部辨識電腦其實表現得非常棒，幾乎和人類一樣好，不過體積比人腦大太多了，而且需要消耗許多能量。我將說明兩類南轅北轍的方式。其中一類以規則為基礎，也就是說這個方法會嚴格遵守一連串特殊的分析步驟。大部分的人想到的會是這種，舉例來說，我在這一章開頭提到的那位堅持己見的航太工程師便是。為了方便說明，我把以規則為基礎的稱為「蠢方法」（dumb method），不過這一類中有些方法一點都不蠢。

第二類方式利用機器學習，模仿腦的運作，現在看來會是將來的主流，讓隱私權擁護者恐懼的也是這類方式。我們把這類人工智慧方式稱為「巧方法」（smart method）。我的描述將會集中在後者，主要是因為這些方法類似於神經元的行為，而我認為神經元是靈巧的。目前人工智慧法是臉部辨識的主流。

臉部辨識演算法中包括了數個任務：首先要認出有一張臉存在，然後分辨那是誰的臉。第一個任務只是臉部**偵測**（face detection），不是臉部辨識。在蠢方法和巧方法中，都需要完成這個任務。在有各式各樣物品的一幕中，例如百貨公司的男裝部門，這兩類方式都要能夠看出是否有臉部存在，並且把臉部影像提取出來以便後續分析。

但是在尋找臉部之前，電腦必須讓那個測試影像（對電腦來說）盡可能清晰，這些發生在演算法真正要開始找出臉部之前的過程，稱為前處理（preprocessing）。[3]讓影像變得更清晰的方法非常多，有修圖經驗的人就知道。我會說明兩個例子。第一個例子是最為自然的場景，光線並不單一：從窗外照進的日光會造成陰影，百貨公司室內的燈光集中在當天促銷的運動外套上。之前已經提到過，基於數種原因，我們不會注意到光亮的差異，但是手機或是電腦配備的數位相機卻會。電腦是根本沒有想像力的，這會是個大問題。同一個東西在不同的光照下，對電腦而言是不同的東西。因此第一個前處理轉換辨識讓影像中的亮度「平面化」(flatten)。電腦會把整個影像中的亮度平均化（有的時候會採取類似平均化的巧妙方式），並且調整亮度，讓整個影像的亮度保持一致，這樣影像中的物體看起來會像是由單一均勻光源照射下的樣子。其次，絕大部分的演算法會採用某種邊緣強化方法，這之前也多次提到過，邊緣與行動息息相關，演算法多多少少會讓邊緣更鮮明。

現在電腦清理好了影像，第二項任務是把影像中的臉找出來，這也有好幾種方法。其中一種很有趣，因為它類似於視覺皮質中神經結構進行的方式，產生的圖稱為HOG影像。

HOG的意思是「方向梯度直方圖」(histogram of gradients)，其中的「梯度」是從亮

3 在電腦視覺領域中，那些需要偵測的特徵有時候稱為「先驗」(prior)，因為這些特徵必須要先對環境中重要的事物分門別類、具有經驗之後才能產生偏好。你可以把先驗灌到機器中，或是機器經由機器學習而得到先驗。有趣的是，以前我們認為如果先告訴電腦需要分辨的基本特徵一定會比較好，因為這樣可以減少電腦的運算工作：我們既然知道了那些特徵，何不乾脆直接給演算法使用呢？但是證據卻和這個直覺相反，如果演算法經由機器學習的過程習得這些基本特徵，後續工作會更有效率。

到暗的變化區域，邊緣便是一邊亮而另一邊暗。換句話說，梯度不只顯現出邊緣，而且還可以指出邊緣是朝內或是朝外。電腦會盡可能計算影像中的梯度以及方向，並且描繪出來。

下圖是一個簡化過的影像。設計演算法的人把一個影像分解成許多縱橫各有十六個像素的小方塊，在每個小方塊中，演算法會計算有多少梯度指著主要的方向（上、下或是傾斜），然後把影像小方塊的梯度濃縮成簡單的邊緣線條，取代原來的影像，這個線條經過調整，之前是方格中最明顯的邊緣。

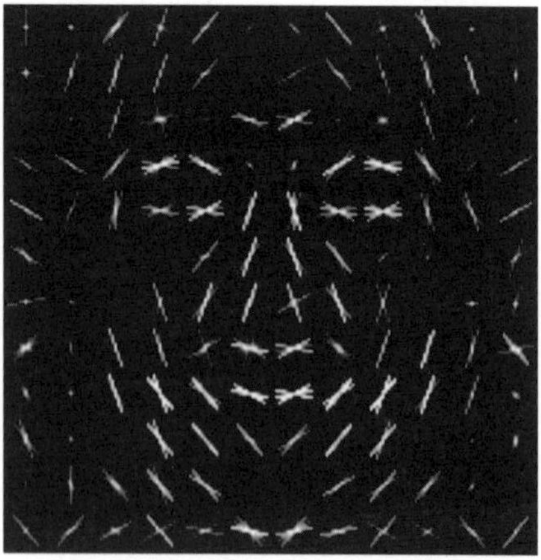

實際上，圖中這個影像是許多HOG影像的平均值，來自於許多張臉，是共通的臉孔。你可以把這張臉當成模板來找出人群中的臉，方法是為影像中每個大小適當的區域都做一個HOG影像，每格大小和臉部相當。你把這個檢驗用的方格在你認為含有臉部的影像上移動，之後比較影像上某個HOG和理想中完美的臉部HOG。大部分的區域中是沒有意義的混亂邊緣，但是有些和組合出的HOG相符，演算法會認為這些區域是臉。當然到目前還沒有指出是**誰**的臉，只能指出是臉而已。不過這個過程可把臉納入標準座標（into standard coordinates）中，這些圖案之後會再加以分類，同時比起原始影像，挑選過的影像在之後處理的難易程度會大幅降低。演算法最先得到的是雜亂無章的像素，裡面人頭鑽動，像是有許多團像素雲。演算法會把可能是臉的像素團先挑出來。

現在影像經過清理，並且確定了臉孔的位置。經由一些調整，這些臉會成為標準格式（舉例來說，會把臉部仔細地切除下來，好去除周圍的影像，在有些科幻電影中你可以看到區隔臉部和周遭的小方框），接下來便能著手確認那些臉的身分。

如果我去紐約市的時代廣場，隨便問一個路人電腦要如何辨識臉部，大部分的人可能會說：「電腦有規則，能夠區別不同的臉部特徵，例如電腦能夠測量兩眼之間的距離，或是額頭的高度，然後用這些未知臉部的數據和已知臉部比較。」

運用這些固定的規則的確有可能讓電腦辨識出臉部，例如馬修．涂克（Matthew Turk）與艾利克斯．潘特蘭（Alex Pentland）共同發展出來的一個演算法，能夠計算臉部測量值的特徵向量（eigenvector）。而現在，大部分的臉部辨識電腦改採用機器學習。但可能並非一直都會如此，十年後讀到這本書的某人可能會很高興我曾警告過，以規則為基礎的演算法可能會捲土重來。不過現在我們的重點還是放在運用神經網絡的電腦上。

為了好玩，我們看看一個利用機器學習的臉部辨識演算法，這是由商業數學軟體MATLAB所提供的案例，值得你花一些時間瞧瞧，因為許多感知器也是以同樣的方式運作。一開始那些讓臉部納入標準座標的步驟，和以規則為基礎的演算法相同，前面已經說明過，接下來的步驟是：

- 把大批大批清理好的臉部影像（正面、光照均勻）輸入到多層級的神經網絡，訓練神經網絡為這些臉孔標上迪克、珍、比爾等名字的標籤。這是教導機器的步驟，對於輸入到機器的影像，你得告訴神經網絡「這張是比爾」或「這張不是比爾」。
- 神經網路就如同其他感知器那樣採用反向傳播，調整各個連結的加權。當教師說「這張是比爾」時，最活躍的突觸會受到加強。唯一的差異在於計算能力強的系統會用到一整疊感知器，也就是人工智慧機器中那些隱藏層。反向傳播會逆著影響每個隱藏層，直到輸入層。
- 現在這個神經網絡已經過訓練，我們可以測試一下：找張比爾的影像輸入神經網絡，如果這個影像和用來訓練用的影像夠相似，其中一個決策器便接收到了很強的輸入，因為它的突觸之前受到比爾臉部各方位的影像而強化了。

神經網絡很大，而且見過很多張臉，現在變得很靈巧，能夠在光照亮度不同的狀況下辨識出比爾臉孔的各個角度，不論他穿的是白襯衫或是紅T恤。在實際狀況中，用來訓練臉部辨識神經網絡的資料庫非常龐大。在以往使用的是汽車駕照的檔案資料，其中含有數百萬個已知身分的臉部影像。

很有趣的是，實際上我們並不知道神經網絡如何區分出比爾。皮膚的顏色？臉部高度和寬度之間的比例？直鼻或是鷹勾鼻？酒窩？青春痘留下的傷痕？還是以上全部？這些都在隱藏層中，都位於數不盡的連結裡。

第十一章會介紹生物視覺系統和電腦系統的行為有多相近。我將指出，從視網膜到負責臉部辨識的高階部位，整個由神經元構成的視覺系統中，具有可塑性的突觸有多麼重要。不過我現在就可以告訴你，以及第十三章的細節中（劇透警告），MATLAB 神經網絡運作的方式，並**不是**人腦辨識物體的方式。簡單來說，拿它和人腦比較實在是太蠢了。感知器必須有個教師一直說「這張圖是比爾」和「那張圖不是比爾」，這個過程是監督學習。腦部並不需要外在的教師便能夠學習，這個過程是無監督學習，後面我會花大篇幅描述。但是不論在人類視覺系統和機器視覺系統中，都具有堆疊起來的感知器，這代表有一個重要特徵是共通的：由赫柏提出的具可塑性突觸連接而成的神經元網絡。

第十一章
對視覺的展望

絕大多數的科學基本原理都相當簡單，通常可以用每個人都能懂的話描述。

——愛因斯坦

現在是讓我把所有的內容連接在一起，告訴你我在本書一開始那個問題「父母如何在遊樂場中認出自己的孩子」的答案了。回答這個問題等於回答神經科學中一個難題：真實大腦辨認物體的機制。我提出的答案並不是教科書中的答案。教科書明說或暗示，有一個固定階層的系統，由許多步驟加疊而成，每個步驟處理好的資訊會傳給下一步，直到系統做出結論為止。最近的研究則得出不同的答案：視覺產生的過程從一開始到最後，都牽涉到了神經可塑性的流動性機制，並且遵循神經網絡的學習規則。

我一開始應該給你畫幅迴路圖，幸好我不需要自己費太多心力就可以完成，聖路易華盛頓大學的丹尼爾．費勒曼（Daniel Felleman）和大衛．范艾森（David Van Essen）做出了主要視覺系統的連結圖譜。他們謹慎地指出下頁這張圖譜中只有**主要**連結，其中長方形代表腦區，線條代表腦區之間的軸突路徑。我們神經學家很喜歡展示這張圖譜，好用來顯示腦部有多複雜。你可能說這只是用來當作我們還沒有解明腦部的藉口。但請記得，這張圖只是粗略地顯示出腦區的連結方式，如果要把神經元之間的連接全部都顯示出來，要畫超多的線，會把這張圖填滿，成為一片黑色。

要從哪裡開始說起呢？從視覺的主要基本概念、視覺系統的主要原理好了。當然，研究人員最後得去找個別的神經連結。目前有許多細節都還不清楚，更高階的視覺也只能一筆帶過。不過

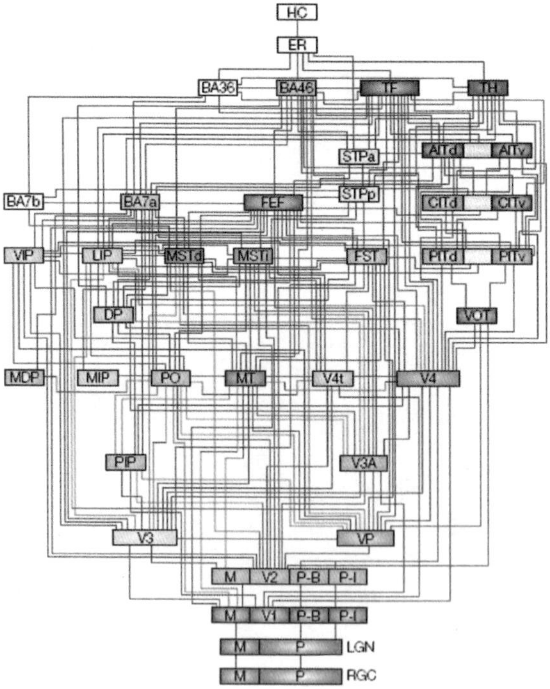

建立概念，從視覺系統的構成方式開始會有幫助：

1. 視覺系統並非忠實記錄輸入的內容，而是有偏重的。每個階層的反應都會改變，以配合自然環境中的各種規律性。
2. 有些時候偏重的方向來自於遺傳密碼，但是有許多是經由神經網絡學習造成的。從辨識邊緣與線條這類基本規律性，到認出臉部的複雜知覺，都是如此。
3. 腦部各視覺區域之間的基本連結是由分子訊息建立的，這和嬰兒發育出手或肝臟時的分子訊息相同。這種化學訊息能夠引導發育，讓軸突伸到其他腦區，幫助這些腦區各自能夠形成視野的概略樣貌。但是讓對特殊物體的知覺（物體辨識）產生的神經連結，來自於神經可塑性。

腦部視覺系統是神經網絡

之前提到我們目前所知從實驗得知的基本事實，總結如下：

1. 視網膜會先處理影像，把影像分解成許多各自獨立的呈現內容。
2. 視網膜的軸突會伸到外側膝狀核，後者會讓接受域更為銳利，並且控制傳到視覺皮質的資訊量。

3. 初級視覺皮質（V1）細胞的接受域改變了，其中大部分的神經元對於指向邊緣反應最敏銳。

4. 在V1和V2，許多神經細胞對於原始刺激中物體所在的位置並不在意：這些細胞屬於「複雜」細胞，不但對於具備指向的邊緣有反應，就算這些邊緣散在視野中也可以偵測到。這個步驟代表了抽象化：不需要受到真實視覺輸入的束縛。

5. 在接下來的腦區V3與V4，其中的神經元具備了各自不同偏好的接受域，例如顏色、運動或是視野深度，這些神經元的軸突會伸入顳葉中的視覺區域。

6. 下顳葉皮質中有許多區塊，各自有偏好的對象。有些特別的區塊會辨識臉部。

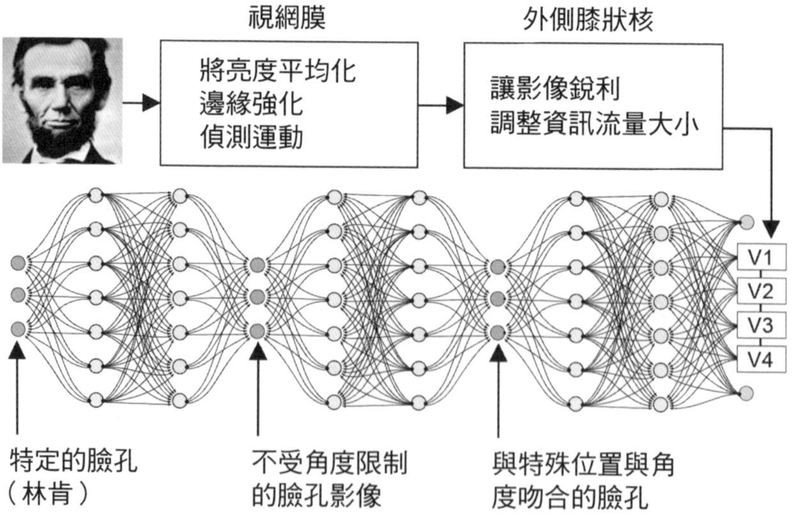

7. 從後顳葉到前顳葉，各區塊辨識臉部時對於空間感的需求愈來愈低。換句話說，愈靠近前顳葉的區塊對於空間愈無感，它們對於臉部的反應和臉部在空間中的位置與朝向無關。
8. 到了更高階的區域，如內顳葉和高等皮質，其中的神經細胞只對特定的人物或是事物產生反應，和這些對象在視野中的位置或是朝向無關。

科學家之前認為這些步驟絕大部分是經由已經固定好連結所形成的結構來處理。不過你也知道了，現在的證據指出這些結構很有彈性。在接下來的部分，我將會從視網膜到高等皮質，再次說明整個視覺系統的運作，但是這次描述的主要是視覺系統的網路特性，以及在學習時展現的彈性與可塑性。你會發現人類天生的視覺系統和尖端的電腦視覺有些相似之處。

視網膜

電腦視覺總是會有前處理或是影像標準化（image normalization）的步驟，把原本一團亂的影像調整為比較簡單而且容易處理的影像。視網膜對於影像最早處理的步驟中也包括這一項：偵測光線強度，把原始感光細胞（桿細胞與錐細胞）輸出的訊息加以調整，成為視覺系統中其他部位能夠處理的樣子。首先，視網膜要調整在自然狀況下光照強度的劇烈變化，這種變化強烈的程度要超過一般人的想像。桿細胞與錐細胞輸出的資訊，如果沒有經過標準化，在午夜時分和在日正當中下，多寡會差距一千億倍。沒有哪個神經元、腦部或是電腦能夠處理這樣大範圍的輸入訊息。

不論處於任何光照強度的環境下，視網膜能夠壓縮光強度的範圍，讓輸出訊息大小差異最多只有十倍，它很聰明地把範圍取在當時環境中亮度平均值附近的狹窄範圍中。[1] 我們能夠察覺到這個過程的唯一機會，是從暗處突然移動到亮處的時候（或是相反的狀況），會覺得刺眼（或是陷入黑暗），要等到視網膜自我調整到適合新的亮度時才能適應。視網膜要處理的第二件事情是（經由加強對比）偵測邊緣與偵測運動，這在第四章提過了。

這些早期影像處理步驟的目的是什麼？在電腦中，幾乎所有的機器視覺演算法，不論是以規則為基礎或是應用神經網絡，都需要這幾個步驟，好減少後續計算時的資訊數量。大自然在經年累月中學習到：移動的物體是重要的物體，視網膜把這份經驗納入了對於移動敏感的視網膜節細胞中。

外側膝狀核（LGN）

在胎兒發育的後期階段，視網膜節細胞的軸突已經連接到了外側膝狀核中的目標細胞，這時連接的方式並不精確，軸突末端有許多分枝，散得很廣，連接到外側膝狀核中許多神經元上。如果這種狀況持續不變，視覺就會因為重疊而變得模糊。不過突觸強化過程會使得兩眼視網膜伸出的軸突各自連接到特定的目標細胞上。

簡單說明一下這個過程：腦部本身的分子訊號引導視網膜軸突延伸到外側膝狀核，會形成粗略的分布。同時刺激到突觸後神經元的軸突（也就是來自同一個眼睛的軸突），輸入外側膝狀核神經元的訊息會加強。原本散得很廣的軸突分枝會逐漸調整，有一群外側膝狀核神經元只對右眼的輸入有反應，剩下的只對左眼的輸入有反應。史崔克與夏茲用來證明這個現象的實驗，是重大的發現，因為他們所研究的事件可以用精確的實驗反覆驗證。

初級視覺皮質（V1）

從這裡開始，你可以把神經系統的各階段想成是神經網絡的各階層。先讓我回顧一下物體辨識的各個階段，並且指出腦部是如何利用現在我們所了解的機器學習規則，讓這些階段得以成立。

1　簡單來說，視網膜中的中介神經元（水平細胞和大型無軸突細胞）能夠偵測視網膜中大範圍的亮度，然後依照從感光細胞傳到節細胞的亮度多寡，「減去」一部分。還有其他的機制，有的作用時間長，有的很快就能夠反應，有的在視網膜之外運作，有的在視網膜之內。舉例來說，感光細胞對於強光的反應是「敏感遞減」（desensitization）。在視網膜內部，無軸突細胞會直接調整細胞的反應。

外側膝狀核的軸突延伸到初級視覺皮質，在那兒有對於指向敏感的神經元。皮質藉由這種方式，從外側膝狀核無指向性的接受域中，創造出一個單純的指向性接受域。

想像我們畫個V1中某個神經元對於一小點光的反應圖。圖中左側的是接受域的樣子，但是這些對於小點的反應都很微弱，細胞真正喜歡的是指向與一排脈衝相符合的邊緣，也就是能夠刺激反應的區域。多個外側膝狀核細胞的訊息以特定的方式集結起來，輸送訊息到某一個皮質神經元。[2] 來自外側膝狀核神經元的軸突會排列起來，讓外側膝狀核神經元的視網膜接受域排成一列列的。

下圖左邊的小圓圈是外側膝狀核細胞的接受域。外側膝狀核軸突匯集到視覺皮質的一個神經元。有些神經元是刺激性細胞（也就是開啟細胞，用符號＋表示），有些是抑制性細胞（關閉細胞，用符號－表示）。如果視網膜剛好接受到指向正確的邊緣（下圖右側），所有的刺激性訊息都會激發出來，抑制性刺激則都不會。

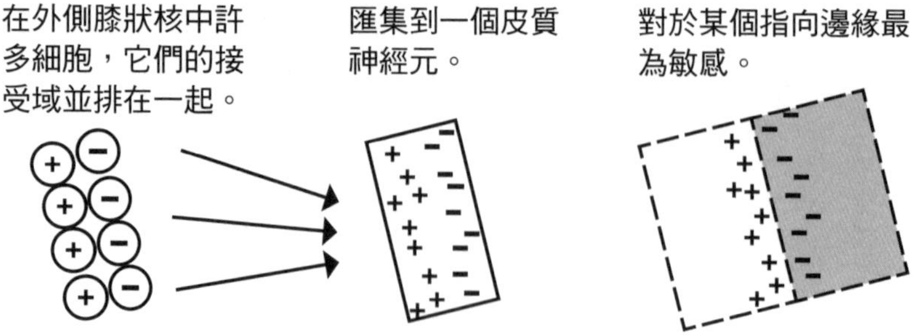
在外側膝狀核中許多細胞，它們的接受域並排在一起。
匯集到一個皮質神經元。
對於某個指向邊緣最為敏感。

皮質神經元有一個狹長的接受域，就如同圖中所顯示的，刺激區域與抑制區域並排著。最右邊的是這個細胞收到的光學刺激：黑暗區域緊靠著光亮區域。這和我們所說的指向邊緣完全相符。邊緣光亮的一側由四個外側膝狀核神經元的訊息加起來而成，但是只有指向角度正確時才會這樣加成。

線條和邊緣重要，在自然景象中，它們代表了主要的資訊。這是因為我們所處的世界就是由物體構成的，物體的邊緣就是物體的界線，用以區隔物體和周遭的一切。邊緣往往是直的，例如樹幹的邊緣。有的時候是彎曲的，例如石頭的邊緣。不過彎曲的線可以由短的直線組成。直線資訊很重要，因此接收邊緣的視覺系統會連接起來。

我們很容易就能夠了解到，神經網絡在接觸自然視界後受到訓練，可以把來自於圓滑、非指向性接受域所組成的資訊，轉變成對於線條敏銳的元素，皮質中的「簡單」細胞就是這樣打造出來的。想像外側膝狀核中有一群細胞把資訊匯集到V1中的一個神經元，當一排外側膝狀核細胞受到一個邊緣的刺激，會同時活躍，並且讓那個受到資訊匯集的V1神經元也活躍起來。同時活躍的神經元會連接在一起，因此這四個外側膝狀核細胞和那個皮質細胞之間的

2 此處描述的基本機制由休伯爾和維瑟爾提出，並已在LGN和V1神經元的配對紀錄中直接觀察到。Reid, R. C., & Alonso, J. M. (1995). Specificity of monosynaptic connections from thalamus to visual cortex. *Nature*, 378, 281–284.

突觸會受到強化，連接到其他皮質細胞的突觸就相對減弱了。

這個過程很久以前就用來訓練簡單的電腦神經網絡，只用到許多自然影像（這是**非監督**學習的例子之一）。輸出層顯示出這個神經網絡學會了辨認直線。在訓練結束後，電腦有了自己的簡單細胞視覺。

我們得記得，真正隨機的影像看起來像是電視雜訊，不論是自然或人工的視覺系統，在早期處理階段中都包含了邊緣偵測這個功能。

視覺皮質V2：複雜細胞

之前提到過，複雜細胞和簡單細胞一樣，具有指向選擇性，但是接受域更大，而且不太在意邊緣的精確位置。複雜細胞厲害的地方是「概括」：能夠偵測具有特定指向的「邊緣特性」，而不會受到在視網膜上是哪些特定的像素受到激發。

我們認為打造複雜細胞的方式和打造簡單細胞的方式相同：匯集前階段神經元的資料，簡單細胞的輸出資訊會匯合到複雜細胞。簡單細胞敏感的是在特定位置的邊緣。如果許多敏感指向相同的簡單細胞具有稍微不同的接受域，這些細胞輸出的資訊匯集起來，便能夠讓一個複雜細胞對邊緣有反應，而且邊緣可以位於廣大的範圍中。

V2皮質區含有很多這種細胞，在V1中也有，我在這裡區分開來是為了要凸顯出一個事實：複雜細胞似乎可由簡單細胞匯集出的資訊所打造，兩者位於不同層級，一如休伯爾與維瑟爾所推想的。腦中簡單細胞打造出複雜細胞的過程，成為現代主流機器學習方式的靈感來源。

視覺皮質V3與V4

在V1、V2、V3和V4彼此之間有密集的連結，因此從結構上來說並沒有嚴格的前後順序，也難以想像出有個機制能夠讓後者的接受域由前者所構成。它們之間連結的方式像是網狀的。

從V3和V4腦區中神經元的活動紀錄可以知道，它們各自對於不同的視覺輸入訊息產生反應。其中一種研究得比較詳細的是對曲線產生反應的細胞，休伯爾與維瑟爾最初的說法是「在端點結束」（end-stopping）。這種細胞有點像是複雜細胞，其實有人認為處在複雜細胞之上的階層，不只對於邊緣有反

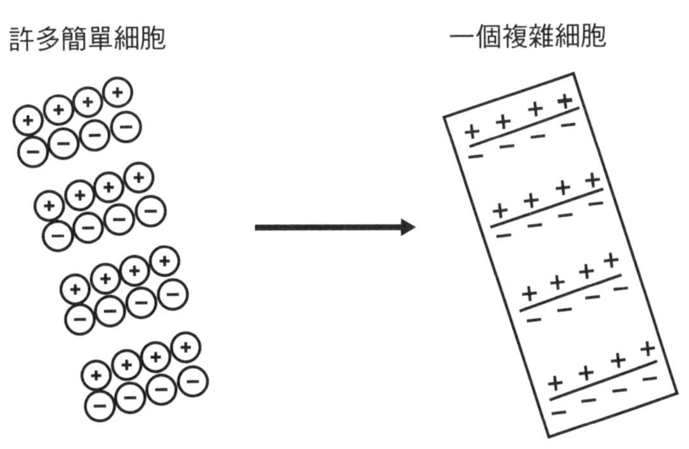

應，還是要某個固定長度的邊緣。後續研究人員指出，這種特徵讓細胞對於曲線有反應。V3和V4腦區還有許多對於各種特徵具選擇性的細胞。在V4中有些細胞能區別顏色，V2甚至有些細胞對於夾角很敏銳。所以就算有那麼多厲害的人，也無法簡單說明這些細胞的功能。

用電腦神經網絡來比對，V1、V2、V3和V4可能就像是其中的「隱藏層」。原因之一可能是這些區域中的神經元雖然有主要的功能，但是很難加以分類。在第十章中提到，隱藏層讓數個神經網絡依序連接起來，使得運作能力大增。會說「隱藏」，在於他們並不直接和外界溝通，而只和下一層溝通。要說明隱藏層在幹什麼，就算是在人類自己打造的人工智慧中，也從來都不是件容易的事。在一個隱藏層中。每個神經元未必要做相同的事。我們認為在V3和V4中的細胞所偵測的特徵，要比V1和V2的複雜。有一種理解方式是，這些隱藏層所偵測的特徵複雜程度，介於V1與V2細胞和顳葉中偵測物體的細胞之間。

顳葉

大體來說，在顳葉中的影像處理層級是從後往前步步高升的，愈簡單的特徵由愈後面、靠近V1的區塊處理，比較複雜的對象則由靠近前面（額頭）的區塊負責。這是簡化的說法（前面複雜的結構「迴路圖」中有許多回饋路線），但是已經與實際狀況夠相近，能用來讓我們思考影像處理的過程。

顳葉中至少有六個臉部辨識區塊，彼此之間由軸突相連。這些區塊位於顳葉的各結構中，也因此有各自的專業稱呼，但是對於非解剖學家來說，這些名字並不容易記住（專家也未必同意這些稱呼），所以我就自作主張都用單一類名稱了。我只會使用下顳葉皮質中的後方、中央和前方區塊這樣的說法。

我會介紹目前主流的看法，把散布在顳葉的六個臉部區塊，看成是用來辨認視覺中特定物體的神經網絡中的隱藏層。核心概念由利文斯敦和同事所進行的實驗所證明，他們指出猴子的臉部辨識區塊能辨識手而非臉部，代表了神經網絡中那些隱藏層的功能並非由遺傳事先決定，是經由訓練而能夠辨識臉部。就某方面來說，它們算是通用識別器（general-purpose recognizer）。

如果把臉部辨識電腦當成參照對象，在顳葉中後方與中央的部位會偵測逐漸複雜的臉部特徵組合。後顳葉接收來自V1到V4的資訊，用以分辨臉部、鼻子、下巴、髮際線，最重要的是分辨眼睛。憑直覺就可想像這些在前端的區域具有複雜的選擇性：選擇曲線、夾角等，可以找出影像中的臉部特徵。聽起來神奇，其實不然，因為在臉部圖案中的像素並非隨機分布，不過其中機制的細節尚不清楚。這種狀況經常發生在神經網絡中：實際的計算過程是模糊難辨的。

在後顳葉和顳中區的臉部辨識區塊似乎能夠把臉部特徵集合在一起成為簡單的臉部圖

案，可以稱之為「原始臉」（proto-face）。這種臉是由先前隱藏層傳來的特徵組合出來的。曹穎和同事證明了那些特徵可以相當簡單，例如臉部的長寬比例、兩眼之間的距離等。臉部的像素並非隨機分布，代表鼻孔的成對黑點出現機率遠高於隨機，同時也更常出現在代表嘴巴的那條線上方。定義臉部的個別元素可以連接在一起，也可以說是讓細胞形成群組。

這些細胞對於真實的人臉敏感，但是也很容易受到簡化成符號般的臉欺瞞：橢圓形中有代表眼睛的點、代表鼻子和嘴巴的直線，便會被認成臉。曹穎的研究指出，可以用數學的方式組合臉部個別元素，生出「臉成分」（faceness）高低不同的臉圖案。她玩弄這些臉圖案，讓某個神經元看到一張少了個眼睛的臉，結果反應程度大大低於有兩個眼睛的臉。不過就算這樣，臉圖案也必須落在該細胞接受域的特定位置，就像是V1中的簡單細胞需要邊緣位在特定位置才會有反應。

顳葉後方和中央部位應該會把資訊傳到下一層，也就是前顳葉，後者是不受空間限制的臉部識別器。前顳葉中有許多識別臉部的細胞，辨識時對於臉部的位置以及像素的排列形式具備某種程度的自由。相關的詳細機制目前還沒有找出來，但可能類似於那些具備相同功能的大型臉部辨識電腦網路。有些細胞能夠辨認出一張臉，以及一張臉的鏡像，這張臉在視野的哪個位置都行。另外有些細胞是真正的不受位置限制，臉位於視野中，不論在何處都能夠認得出來。鏡像為什麼重要的原因目前還不清楚。一個可能的解釋是，鏡像辨識細胞是朝向真正不受空間限制辨識的一個步驟（隱藏層）。

最後也是最值得一提的是，有些細胞專門用來認出特定的人。腦部顯然具備了細胞與（細胞群組中的）迴路，讓我們能夠認出日常所遇見的人：朋友、親人、同事等。顯然不受空間限制的神經網絡會把資訊傳給（在感知鏈中更高層的）能夠學習辨識特定人物的部位。不過這些細胞如何與整個系統結合在一起，現在只能猜測。[3]

總而言之，影像在顳葉視覺中經歷了五個階段。首先，腦部神經網絡學習辨識臉的各個部位。第二，腦部對於臉部的概念是由集結對於各部位（鼻子、眼睛等）的計算結果而成。第三，如果接受域中特定的位置中出現了臉部影像，神經元會有所反應。第四，有些細胞突破了一些位置限制。最後，位於最前端的臉部辨識區塊幾乎不受到影像位置的限制。在人腦中，這個區塊附近某部位中的細胞，接收了前顳葉傳來的資訊，會對少部分特定的臉有反應，那可能是臉部辨識區塊一步步要抵達的主要目的：建立人物身分或物體特性各自具備的表徵。

3 最著名的例子是「珍妮佛・安妮斯頓細胞」（“Jennifer Aniston” cell），是在手術時測試病人時記錄到的：病人看到這位女演員的時候，這個細胞才會活躍，看其他電影明星的照片時不會。當然這位病人的腦部不可能只認得珍妮佛・安妮斯頓，只是實驗人員剛好用到了她的照片。事實上對於這個發現，我們不知該如何是好。珍妮佛・安妮斯頓細胞可能隸屬於一個更大的神經網絡，但是我們完全不知道那是什麼神經網絡。

你可能會注意到在這個推測的神經網絡中，有一個明確的含糊之處。這是因為我們對於更高等的視覺處理過程，並沒有像是了解機器般釐清了其中的細節，這個過程建立在特定的神經元與其突觸之上。其實我們知道腦部並沒有採取電腦感知器那般簡單的神經網絡來辨識臉部與汽車。這裡可以先稍微說明，絕大部分的電腦神經網絡採取監督學習，但腦部必定採用某種無監督學習。我在這裡想要強調的是神經網絡的普遍原則，而非任何一種特定形式。前者的物體辨識功能來自於多個神經元集結成的群組，這種群組如赫柏所想，是藉由逐漸修改突觸強度所形成的。

顳葉所辨識的也不只是臉部，我們得牢牢記住這點。有其他區塊關注許多物體，可能是因為視覺元素而關注，也可能因為概念元素。例如有細胞對於工具的圖像有反應，而且並不是對於特定的工具，而是某類的工具（槌子、鋸子、鉗子）。我們現在才剛要開始了解顳葉的運作邏輯。

第三部

進入新世界

讀者可能注意到了，本書由描述確切的事實起頭，一路寫到較難輕易解釋的事實。現在我們要站在懸崖上，在安全的土地邊緣往外眺望。為什麼要採取這種危險的態度，進行大膽臆測呢？任一個認真的神經科學家都知道這很危險，最好避免。但如果沒有這樣做，我等於只對你說了一個冗長但是缺了好結局的故事。第三部中所提到的問題是無法避而不談的。在感知傳遞過程中的下一步會是什麼？沒有人確知，但是我將會介紹一個屬於灰色地帶的領域，看看思想如何從感知中顯現出來。

第十二章
演化喜歡神經網絡的原因

物種中並非最強壯者生存，也不是最聰明者生存，而是對變化有最佳反應者生存。

——達爾文

我們必須假設，如果給大自然許多時間，她可以打造出任何東西，那麼為何會打造出神經網絡呢？簡短的答案是，對演化來說，設計出一個能夠修改的突觸，要比重新設計基因組（視覺系統的遺傳指令）來得有效率多了，對任何動物而言都是如此。你可以把腦部所進行的機器學習當成是一種用途廣泛的機制，可以適應不同視覺環境的特徵（森林中需要看近的事物，原野中需要看遠的事物），同樣的機制也讓你能夠在遊樂場中認出自己的孩子。

第一個優勢和生命早期階段時腦部的發育有關。思索不同的發育方式會比較容易理解這一點：如果腦部中的連結都是固定不變的，辨認物體的機器宛如美麗的十八世紀瑞士精密計時器，散發金黃色的光輝。在這樣的腦中，是依靠零件和齒輪間特定的結合方式來辨認每個人。顯然這樣的機制無法包容所有得認出的人。而且要記得，所有的人的長相必須得在看到那些人之前，就事先在機器上設定好。現在來看看，如果人腦機器是這樣，人類的藍圖（讓受精卵發育成人的遺傳密碼）必須得針對每個可能要記得的人來設計。這太荒謬了，大自然並無法事先就知道某個人的腦要認出哪些人。

這種狀況所需要的密碼也多到荒謬。初級視覺皮質中約有一千四百萬個神經元的軸突伸到V2，V2約有一千萬個神經元。如果這個系統的結構事先就決定好，而且每個軸突接連到特定的V2的神經元，需要用來引導軸突的延伸分子都由ＤＮＡ編碼，這樣加總起來的基因數量會比人類基因組還要多（人類基因組中的基因數量還不到兩萬個）。沒有人會認為真的存在這種專一性。基因組採用了聰明的簡單方式，大幅減少了知覺所需要的遺傳資訊分量。

大自然沒有要確定所有的連結方式，而是採取了雙重策略。她為神經元事先設計好了規則（分子高速通道、擴散訊號），讓軸突延伸到正確的空間輪廓位置：所有的靈長類動物，臉部辨識區塊的位置都相同。這些規則也讓每個部位保有視網膜的空間圖譜。這只是很粗略的層次。精確的連結經由機器學習的規則，建立在已經打造好的基本架構上。用利文斯敦的話來說，分子機制打造出了「原始臉部辨識區塊」，這些區塊的位置是經由遺傳設定好、以固定的發育過程形成的，最後的選擇性則來自於突觸可塑性。

第二個優點：神經網絡可以讓我們能夠認出在一生當中所記得的各種物體，不論角度方位和距離遠近。在神經網絡中，某個神經元可以參與多少項辨識工作，取決於它的資訊在下一層中處理的方式。如果神經網絡中有許多層，每一層中約有數萬個元件（神經元），那麼可能產生的組合方式會多如天文數字。這種可能出現的大量組合，優點是足以包含你祖母樣貌的各種角度，以及在遊樂場中自己孩子與其他孩子跑跳時的一千種不同角度。

以上種種用最簡單的意思來表示：神經網絡的最大優點在於**讓動物腦部的視覺系統配合所處的自然環境**。用來進行視覺辨識的神經網絡，是由我們周遭的物體所精準訓練出來的。最簡單的案例是具有指向的邊緣，在動物日常生活中所見全都有這種基本特徵。但是有些比較複雜的物體也很重要，舉例來說，對於包括人類在內的靈長類這類社會性動物，臉孔很重要。檢驗沒有見過臉的猴子，牠們腦中的臉部辨識部位會挪做他用，我們見到的例子是用在辨識手部。這些系統要辨識邊緣、臉部還是手，是經由腦部**學習**而得的。

＊＊＊

我忍不住要指出大自然對於腦部感覺系統設計的優雅之處：高效且簡潔。之前一再看到感覺系統的組織大原則：感覺系統會依著自然界中最常出現的規律性、對動物最重要的視覺訊息特徵而調整。在視覺世界中，有些元素持續出現，對我們與演化上的祖先來說，如果演化使得基因讓視網膜可以針對這些元素而調整，也是有道理的。這裡還是可以用偵測對比

（邊緣）來當成例子：這屬於生物原本就設定好的功能，是演化經由許多時間所打造出來的，記錄在分子構成的建造指南上，從鱟到人類都如此。[1]

側邊抑制這種簡單的特性，在出生之前就已經由遺傳設定好了，但是對於複雜的物體，有太多特性需要調整，而我們的基因有限。神經網絡就沒有這種限制。根據赫柏法則，腦部能夠配合比這更高層次的規律性。在年幼猴子眼睛所見到的世界中，眼睛、鼻子、下巴和髮際線並不會隨機出現，而是一起出現，是感知學習的首要事項。

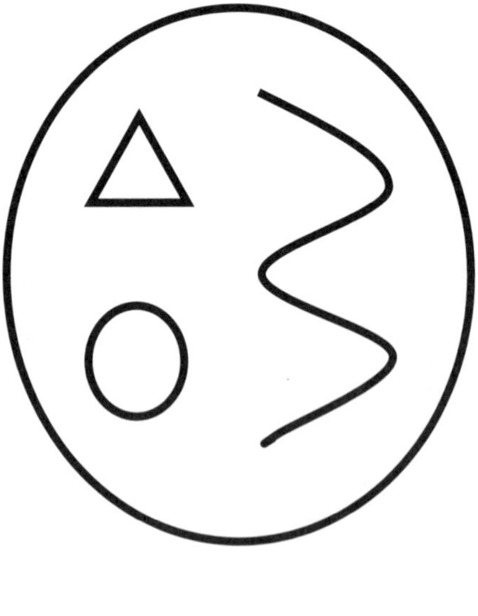

用另一個例子來說明。假設有個怪物長得像是右邊這個圖案。現在想像在某個世界（可能是火星吧）的重要生物，臉長得像是這個樣子，那麼火星人的顳葉應該有一些臉部辨識區塊能夠辨識這樣的怪物，因為他們的神經網絡受過看這種臉的訓練。

在地球上，人類的顳葉中有辨認人臉的區塊。雖然我們之中可能有人偶爾會看到怪物臉，但是相較於人類臉，用許多神經元來辨識怪物臉並沒意義。你可能不會再次見到我所畫的怪物臉，卻一定會遇到其他成千上萬張人類臉，那些臉對你的生活才是真正重要的。你的視覺系統並非通用辨識器，你會把神經元用在真正看到的事物上，而非你可能會看到的事物上。

誠然，這種對於視覺的看法著重神經構造實際運作時的效率，但是這樣的系統有其優雅的一面，因為個別動物的腦中細胞連接的方式，和所處的自然世界息息相關。我們腦部的視覺藉由感知學習的方式，納入了所處自然環境中的精華。

1　現代的鱟（Limulus）長相和古生代遺留至今的鱟化石一樣。邊緣強化（側邊抑制）效應最早是在鱟的眼睛中發現的。雖然我們認為鱟的「視網膜」要比哺乳動物的簡單，但是邊緣強化的運作方式相同：照亮某個感光細胞或讓它周邊的細胞受到抑制。

第十三章
難題與進展

如果你不知道目的地是哪兒，可能要設定其他目標。

——尤吉．貝拉（Yogi Berra）

臉部辨識細胞基本上解決了我在第一章中提到物體辨認這個經典問題：在前顳葉中有些細胞對於臉部有反應，不論臉部的方向、光的亮度，以及臉在視網膜上的位置。但是，我們真的有那麼了解大多數人對於感知所抱持的概念嗎？

並沒有，真的。光是追蹤到顳葉中一些可以辨識生活周遭特別物體的神經元，就已經筋疲力竭了。這樣的感知世界其實相當貧瘠。我們另一個最佳的模型是能夠看見物體的電腦，雖然不錯，但是能執行的任務非常少，體積大且效能低。再看看這些電腦，好像很炫，但是卻給出了一個巨大又艱難的挑戰，至今仍無法解決。

監督學習與無監督學習

我們每天都聽到機器學習能夠做到需要感知才能達成的任務：自動駕駛汽車、臉部辨識等。也有人擔心智慧機器失控所造成的危險，害怕有天它們會利用遠勝於人類的智能，掌控整個世界。不過這些討論絕大部分都沒有看到明顯的重點：機器學習的確能夠完成一些了不起的任務，但是研究人工智慧的傢伙全都深深了解到，現在最佳的人工智慧還比不上四歲的孩子。

原因在於，絕大部分著名的人工智慧演算法在學習技能時要人教，同時需要使用到極龐大的資料庫，並且得在超級電腦上執行。四歲幼兒只要知道幾個例子之後，自己就能夠學習。說真的，教自己小孩某些技能和概念時的確痛苦萬分，但是他們絕大部分知道的事物，都是基於基本的感知機制，自己教自己的結果，用他們小小的腦袋就足以完成。事實上，就算是多層級且具備反向傳播的感知器，比起我的小孫子還是差太多了。他不需要數不清的例子和教師，就能認得出自己的祖父。只要拖幾次就很快學會說「爺爺」這個詞。

人工智慧研究人員區分了監督學習與無監督學習。你應該記得之前提到那個標準的感知器需要教師。蘋果電腦的聲音識別軟體和咸諾斯基會說話的電腦也要。注重隱私權者所害怕的臉部辨識軟體也需要。你需要大量具備身分標籤的臉部照片，才能夠教軟體辨識臉部。電腦能夠辦得到是因為計算速度非常快，事實上，最近幾年機器學習獲得的成就，主要來自於最近（五年）有了能夠用來訓練的資料庫，以及大型的客製化電腦。腦中神經元運作的速度很慢，無法和這些電腦相比。

但是腦部的能力遠超出這些電腦。在赫柏原始的概念中，創造細胞群組的方式是**無監督學習**：在邊緣上連續的點本來就會一起出現，腦中的邊緣敏感細胞也是自己出現的。目前電腦科學家迫切的任務之一，是建造出訓練過程如大腦的機器。[1]

我很快就會回來談腦部，不過先說明另一種機器學習形式的例子，這種形式結合了神經網絡和一個新方法。電腦科學家大方地用神經科學的名詞來稱呼這類策略：增強原理

1 這是保守的說法。電腦科學家會率直指出幼兒的學習能力要遠超過電腦。有些電腦科學家集中在任務解決之上，他們只想打造出能夠區分信用風險高低的電腦。其他的則如同夢想家，有更遠大的目標，希望打造出有普遍智能的電腦，至少要能和我的孫子一較高下。或許有「奇異點」出現的那天：超強演算法接管了世界。我不會排除未來學家的這個想法，也很高興這些思想家有好好工作。但是我自己並不擔心，至少現在不會。主要原因在於我看到超強演算法受到的限制並不是在軟體上，人工智慧科學家幹得非常好，限制出在硬體上。就如同本文中所說，AlphaZero具有一些非凡的能力，但依然只會一種技能，只擅長完成一種任務，其他的任務辦不到，而且還是狼吞虎嚥能源的大怪獸。想想看能夠完成每種智慧任務的電腦會要多少能源！從目前的電腦來推算，也得要和麗池酒店那麼大【譯注：此形容典出費茲傑羅的短篇小說〈大如「麗池」的鑽石〉（*The Diamond as Big as the Ritz*）】，整個北美洲的發電量都還不夠用。

不論是好是壞，機器學習很快就將能進行更為複雜的任務，這點毫無疑問。我的態度是樂觀的，認為會往好的方向走。在此同時，人工智慧學界也在奮力研究，值得好好關注。

（principle of reinforcement），最早有系統進行這方面研究的是偉大的俄羅斯生理學家帕夫洛夫（Pavlov），哈佛大學的史金納（B. F. Skinner）等後繼者發掘了其中的細節。電腦科學家稱這種這種演算法為「增強學習」（reinforcement learning）。「增強」的意思是某種行為會得到報償，如果電腦受到了報償，就會重複那種行為。這個過程讓正確的行為比較容易受到重覆，在神經網絡中的突觸會受到加強，你可以說這是一種反向傳播。增強學習與感知學習很像，只不過電腦會自己製造教師。

電腦也可以得到報償。在增強學習的過程中，電腦得找尋一個目標，它會隨便亂猜，剛開始都猜錯，但是如果某個猜測結果稍微接近目標，就會得到報償。電腦得到的報償不是一塊電腦狗糧，而是得到訊息：「幹得好，增強剛才你做出這個猜想時用到的突觸。」接下來電腦會繼續猜，這次將使用新的加權。接下來的步驟你可以想像出來：電腦持續猜測，每次都調整加權，直到學得完成任務的方法。

增強學習已經精通了一項極為艱難的技術：下西洋棋，以及更為困難的圍棋。現在電腦的棋力超強，完全勝過人類，而且它們還是**自己教自己下棋**。我想到的一個演算法是AlphaZero，在二〇一八年耶誕節前夕於《自然》雜誌上發表研究結果。研究人員只教AlphaZero圍棋的規則：棋盤的模樣、下棋的方式等，之後演算法會自己和自己下西洋棋或是圍棋。這種做法聽起來違背直覺，重點在於每個「自己」並不知道另一個「自己」的思考內容，只知道對方下的棋步。也沒有教師，只有一些事先輸入的規則，讓電腦知道下的棋步是好是壞，以及判定輸贏的標準。四個小時後，電腦就具備了世界級的水準。

這真是非常了不起的成就，而且不只可以讓AlphaZero下各種棋類，還可以讓它做別的事情。谷歌人工智慧團隊的大衛・希爾瓦（David Silver）展示了AlphaZero利用遙控器操縱玩具直升機進行飛行特技，看到那個直升機進行筒狀翻滾飛行（barrel roll），真的讓人確信它有能力。

但是AlphaZero真的比我的孫子聰明嗎？差得遠了（除非我孫子和它較量西洋棋）。電腦對於任務定義的範圍非常狹隘，而且體積要比我孫子的腦大多了，也不能光靠巧克力夾心餅乾就能運作。史密森尼學會（Smithsonian）的吳凱薩琳（Katherine Wu）估計，AlphaZero硬體運作功率約為一百萬瓦，我孫子的腦只需二十瓦。會在這裡提到神經網絡和增強學習，是因為這兩者都屬於概念驗證（AlphaZero內部採用了神經網絡），證明了這種邏輯運算的結果雖然距離腦還差得遠，但的確比較接近腦。

人類的腦部是否也採用了類似深度神經網絡或是AlphaZero所運作的方式？當然有，只是慢得不得了。人腦這種電腦是演化經由無數時光打造而成，其中的突觸和連結都縮小到極致。如果由一堆計算晶片組成的笨重電腦能夠辨得到，人腦也可以。

人工智慧領域中的人很清楚我的孫子遠勝過他們的電腦，並且也正在努力改進。每個人都猜電腦會有多聰明。我認為電腦最後會很聰明，我絕對不會想要和電腦競爭。有各種巧妙的無監督學習模式應用在電腦中，唯一的問題是要花多少時間才能追得上人腦，以及機器完成任務的方式和真正的人腦有多相近。更重要的是，機器完成任務的經濟效率能夠比得上人腦嗎，我會屏息以待這些結果。事實上就目前來說，光是超越人類的電腦所需要消耗的能量之高，就讓我無須擔心會電腦會掌控世界了。

溫弗里德・登克與神經連結組

在神經科學界中，如果要談到純然的創造力，應該沒有人比得過位於德國馬丁斯芮德（Martinsreid）馬克斯普朗克神經科學研究所的溫弗里德・登克（Winfried Denk）。如果你想趕上他，得知道他只有在午夜到凌晨四點鐘之間，獨特的創造力才會大爆發。

溫弗里德身材高而結實，有著濃密的頭髮，留著小鬍子，總是面帶微笑。用谷歌搜尋他，只有一張不帶微笑的照片，照片中的他穿著白襯衫、打著領結（罕見的打扮，他通常穿牛仔褲和寬鬆的襯衫，這可能是他沒有微笑的原因），那時他正準備去領科維理獎（Kavli Prize），那是神經科學界的一大榮耀，顯然需要高貴的正式打扮。

這個獎與其他溫弗里德得到的獎項，是因為他一連串重大的發現，這些發現主要基於他所受的物理科學與光學訓練。首先是對於共軛焦顯微鏡發展的貢獻，之前提到，這種光學儀器的解析度是以往的顯微鏡辨不到的。共軛焦顯微鏡融合了光學顯微鏡技術和電腦分析技術，並非傳統的顯微影像，而是把許多點掃描之後以數位的方式組合成影像。這門技術發展快速，已經成為了顯微鏡這個領域的標準技術。

他跟隨美國康乃爾大學的瓦特．韋伯（Watt Webb）進行博士後研究時，和韋伯一起發明了這項技術。共軛焦顯微鏡已經在理論中存在了好長一陣子，溫弗里德讓生物學家能夠實際用到這門技術。他的下一項發明是雙光子顯微鏡（Two-photon microscopy），是他後來在貝爾實驗室和大衛．唐克（David Tank）一起發明的，並且取得了專利。貝爾實驗室本來由著名的電話公司 AT&T 所資助，後來因為商業界中的風雲變化，遭遇了流離顛簸的命運，令人唏噓。雙光子顯微鏡能夠讓我們看見組織中更深處的影像，不但更為清晰銳利，對於組織的傷害也比以往少。

後來溫弗里德回到德國，成為位於海德堡的馬克斯普朗克醫學研究所所長。這時他得到了更多資源，有自己穩定的機械專家、工程師與程式設計師團隊，因此不只可以推展一項大計畫，而能夠同時推動兩項大計畫。

首先他和年輕的同事湯瑪斯．歐拉（Thomas Euler）合作，利用雙光子顯微鏡解開半世紀以來的問題：視網膜神經元的方向選擇性。歐拉、登克和其他同事利用雙光子顯微鏡，在以移動物體影像刺激軸突時，拍攝視網膜無軸突細胞（星狀細胞）的影像（他們非得利用雙光子顯微鏡才辨得到。這種顯微鏡使用的光波長幾乎不會刺激桿細胞和錐細胞，否則視網膜對於測試用的刺激無法產生反應，因為一般顯微鏡使用的光太強了）。視網膜中的細胞中含有活動指示劑，讓研究人員能夠觀察到星狀細胞對於光的反應。結果千真萬確，以軸突與方向選擇性節細胞相連的星狀無軸突細胞，本身便具備了方向選擇性，這裡不多談詳細的機制，但星狀細胞讓方向選擇性節細胞具有方向選擇性。

溫弗里德在解決方向選擇性的同時，也在幕後推動一項新事業，這個和光學無關，實際上完全相反，他繞過了光學問題，對神經科學界產生更重大的影響。

在研究這個稱為「神經連結組學」（connectomics）的領域之前，我們先來看看溫弗里德的工作模式。之前提他到在晚上工作，這是段不受干擾的好時光。但是他凌晨兩點在辨公室做什麼呢？不會是教授日常的瑣事，馬克斯普朗克學會並不要求研究人員備課，他也避開了審稿和其他雜事。他很擅長管理實驗室，把耗時的事情都分派下去，自己不須理會。他要做的事情是閱讀與思考，非常仔細與專注，這是絕大部分的人偶爾才做的事情。

另一件他花了很多時間的事情就讓人驚訝了：搭飛機。他經常獲邀演講，但自己並不怎麼喜歡這差事中演講的那部分，受到邀請主要就像是得到閒聊的機會。溫弗里德是三星級的聊天家，而且有一套聊天的方法。他一直想要了解科學界中專長領域和他相近的人在想什麼。我不只一次見到他在得知某個人有了新想法時說：「我應該盡快去見他一面。」不管是不是陌生人，是住在美國西岸或是中國。

我讓他對方向選擇性這個問題感興趣，接下來幾年我每隔幾個月會見到他一次。後來他解決這個問題的重大論文在《自然》上發表之後，他又來找我，說道：「我之前的問題是你給的，下個問題是什麼？」我沒有新的問題，至少沒有如方向選擇性這般重要的問題。之後他的來訪就逐漸減少了。請了解我沒有批評他。他的造訪對雙方都有好處，對於科學社群有莫大幫助。我任何時候都願意和溫弗里德談話。

如果每場邀約都答應，溫弗里德每年會有數百場演講。他的演講很不尋常，因為幾乎都沒有準備（至少看起來是這樣）。他漫步上講壇，看著地板，嘴裡咕咕噥噥著，宛如想到什麼就說什麼。演講看起來沒有事先排練過，漫不經心，有的時候跑題嚴重，會忘記下一張投影片的內容。但他毫無口齒不清的狀況，寫作也條理清晰分明。但是在目前這個著重表現的時代中，每個人都花好幾天修改圖表和練習內容，他的演說並沒那麼絲滑熟練，也就不討好。溫弗里德總是有重要的事可以說，但是不會牽著你的鼻子走。他的做法嘲弄了當前演講潮流中那些浪費時間的行為，我很欽佩。

回來談神經連結組，詞中最後的這個「組」，讓這個詞的意義為「所有的神經連結」。神經連結組學的研究在於想要了解所有腦部神經元彼此的連結，這是令人震撼的工作。我就厚著臉皮直說了：難以達成。在我一生中可能無法完成，在溫弗里德的一生也是。但是溫弗里德指出了能夠完成的方法，讓其他人能夠完成這項無以倫比的科學進展。

要如何找出兩個神經元之間的連結？這等於是要找出兩者之間的突觸，突觸很小，大約在零點五到一微米之間，所以並不是件容易的工作。你得使用到電子顯微鏡，這就是困難之處了。前面提過了，傳統電子顯微鏡需要把神經組織切成數千片超薄的樣本，每片約五十微米厚。突觸的大小遠小於兩個細胞間的距離，也許你為了找出一個完整的突觸連結，必須檢查約數萬張連續切片。沒有人能夠用傳統的方式切出能夠疊得這麼厚的切片，就算有人能夠辦得到，這些切片要怎麼才能對得整整齊齊的？

溫弗里德想出了解決這兩個問題的方法，稱之為「塊面掃描電子顯微鏡」（block-face scanning），是從以往的電子顯微鏡技術變化而來。首先，切片切下來之後不需要保存，可以直接丟掉。那留下什麼呢？原來的那一塊組織，上面有切下切片之後正對你露出的切面。溫弗里德的創新之處在於研究切面而不是切片，用掃描式電子顯微鏡拍攝切面的影像。由於組織塊固定不動，整個切片過程可以自動進行。對齊影像的問題幾乎也同時解決了，因為每次新切片切下來之後，組織塊的切面幾乎都在原地沒有移動。

這樣溫弗里德就得到了一長串的影像，代表了這塊組織的連續切面，並且具有電子顯微鏡級的解析度。之後還有許多技術障礙要克服，但是已足以讓那些影像排列整齊了，可以藉此追蹤神經元一段距離（我們希望之後的距離可以拉長）。每個切面上可能有數百到數千個神經元，追蹤起來是件繁重的工作（就算對電腦而言也是）。但是理論上，最後結果能包括神經元之間的所有連結。

這對神經科學家有那麼重要嗎？的確很重要，因為腦部是由連結而發揮作用的機器。如果你知道所有的連結，就容易了解腦部運作的方式。溫弗里德在視網膜上試用這個方法，成功地確認出了讓方向選擇性出現的突觸連結，之前任何一個神經迴路都沒有如此切實地確認過。

這項技術發明出來之後，經過改造和改良，現在許多實驗室採用了各種變化形式，研究許多不同的問題。但是真正的進步在於概念：讓我們去分析讓腦部發揮功能的所有連結。技術上還有許多工作要完成，解析長距離連結也還要再等一陣子，腦中相鄰的區域（例如V1到V2）也屬於這個範圍。到那個時候，依然有重要的問題尚待解答：突觸使用的神經傳遞物是哪些？傳遞的訊息是什麼？但是終究能夠解答出來。我們幾乎可以確定，到最後（雖然是很久之後），神經連結組將會是了解所有複雜神經迴路的基礎。

溫弗里德．登克的下一步是什麼？他在黑暗的凌晨中會想出什麼意料之外的新發明？我們不知道，但是從過往紀錄來看，將會是了不得的東西。

看得到的神經網絡

機器學習領域中的主要人物許多來自電腦科學界，他們有四分之三的屬性為電腦怪傑、四分之一為神經科學怪傑。但是探索智能的科學家中，依然有許多人會親自動手做實驗，好確知腦部的運作方式，而扎實的證據只能來自於研究真實的腦部。

像我這樣的職業實驗科學家最先想到的問題是：「我們要怎樣才能夠研究腦中由無數神經元構成的神經網絡？同時記錄數千個神經元的活動？就算能夠辦得到，要怎麼消化這些資料？」數十年前這似乎辦不到，但是現在正有所進展。

一如以往，我們要把各個領域中的進展結合起來。其中有四個領域特別重要。首先是雙光子共軛焦顯微鏡，能夠呈現比傳統顯微鏡更為清晰的影像，而且不只能夠看到表面，還能夠深入下方。如果用來看腦，能夠看到皮質中的各層。之前提到了，雙光子顯微鏡是登克發展出來的，他是科學界中真正的創意大師，也是未來的諾貝爾獎得主（我希望）。有人寫說傳統顯微鏡和雙光子顯微鏡之間的差異，就像是在黑暗和在亮光下看彩色電視機。雙光子顯微鏡讓我們不需要損壞細胞就能觀察，這是傳統共軛焦顯微鏡所遭遇的障礙。

第二個領域是遺傳工程，能夠讓我們改造腦神經元的一種蛋白質，在特定的神經元活動時讓它發光（更正確地來說是改變螢光色）。如果你用共軛焦顯微鏡觀察有這種改造蛋白質的神經組織，可以即時看到個別神經元的活動。

第三項進展來自於昆蟲生物學界。如果你要追蹤一隻甲蟲的爬行路徑，例如你想知道什麼狀況讓甲蟲往左轉或是往右走，你可以拍攝甲蟲爬行的影片，接著找個研究生把甲蟲的移動路徑記錄下來。不過昆蟲生物學家找到了自動記錄的方式。他們把甲蟲的背部黏在固定平臺下方，讓甲蟲的腳懸空，然後在甲蟲下方放一個很輕的圓球，像是乒乓球之類的，讓甲蟲的腳抓住圓球。這個圓球放在幾乎沒有摩擦力的容器上，只要甲蟲腳在動，球便跟著轉動，這時只要測量球的轉動就知道甲蟲的移動狀況了，可以由電腦自動記錄（這時研究生可以去從事其他比較有趣的事情）。

第四項進展是我們現代人認為理所當然之事：廉價的電腦運算能力。當雙光子顯微鏡拍攝出幾千個細胞，每個都因位處於活動中而發出小小的亮光，這時你得到的是巨量資料。沒有當代電腦的運算能力，我們進行實驗的科學家無法從這些觀察結果中發掘出意義。

最後我們需要傑出、堅持與勇敢的神經生物學家。他是雙光子顯微鏡的發明者之一、普林斯頓大學的唐克。他把以上種種進展融合起來，並且加上自己的一些妙點子。

唐克說：「我們把目標放遠，試試看一次觀察數千個神經元，而且是在意識清醒且不受干擾的動物身上，觀察動物在看到東西並且思考這些東西時的神經元活動。」唐克和其他人發展出了讓小鼠固定在架子中的方法，就像是上面說的甲蟲。但是小鼠並不介意，因為在這個狀況下有食物可吃。小鼠也如甲蟲那樣站在圓球上，唐克把共軛焦顯微鏡對準小鼠頭上開的洞，洞底下是小鼠的皮質。這頭小鼠的皮質神經元中已用遺傳工程的方式，植入了能指示出活動狀況的蛋白質。當牠開始自然的活動（跑動），唐克和同事可以觀察到腦部神經元的活動。還有，這個小鼠是在虛擬實境構成的合成世界中活動的。科學家能夠教小鼠完成各種任務，例如在虛擬迷宮中跑動，同時觀察小鼠神經元的行為。

這是很新的技術，但成效卓著，主要的發現是神經元的活動每天都維持固定的方式，舉例來說，有特定的刺激出現時，在絕大部分的狀況下，同一群主要感覺神經元會活躍起來。並非一定得如此，這些神經元可以各自有活躍的模式，讓我們完全無法理解。事實上，負責感覺運動統合的皮質區域中，神經元的反應更具變化，有時飄忽、有時穩定，目前尚無法解明。這並非意料之外的事情，因為該區域所呈現的是輸入的感覺訊息與行為之間的連結，會因為情況而有所變化。這是巨大的思維挑戰，而不是技術障礙。

這個方向的工作我就只能說到這裡。唐克的學生把這項技術散播到整個神經科學界。小鼠在虛擬迷宮中跑步，牠們神經元活躍的訊號傳入研究人員的電腦。你全心全意思索能夠進行的實驗。我們能夠看到細胞群組形成的過程嗎？記憶會留在腦中固定的場所或是會移動呢？腦睡覺的時候神經元在做什麼？小鼠想要某些東西、看到伴侶時，神經元活動有何變化？現在有了工具，剩下的就是做實驗了。請保持關注，有些事情正在發生。

第十四章
未來的展望

非凡的事物正在某處等待發現。

——布萊茲．帕斯卡（Blaise Pascal）

我不知道會發生什麼事，但不論如何，我都會以笑面對。

——赫曼．梅爾維爾（Herman Melville）

這本書中所描述種種關於知覺的事情，背後都潛藏了一個重大的問題：那個「觀看者」是誰？位在腦中何處？在我們（包括科學家和一般民眾）在思索知覺時，很自然就會想要了解這個問題的答案。我們在腦部（或是電腦）之外，往裡面瞧，看神經衝動和電子跑來跑去，並且努力解析這些現象和外在世界的關聯。釐清腦中神經元如何呈現真實的物理世界，是項艱鉅但是能夠達成的任務。這些神經元必須要呈現出真實世界，才能躲避掠食者，以及從事在路邊行走這樣簡單的事。我們的腦部能夠忠實地描繪出真實的視覺世界，讓我們得以撿拾物體、滑雪時掠過樹木。但是假設有個小人兒坐在腦中，像是看電影般觀看感覺訊息，可就大有問題了。[1]

在我描述的視覺知識中，最明顯的難題稱之為「結合問題」（binding problem）。色彩斑斕的視覺輸入訊息在腦中如何結合成為單一知覺？例如看到一輛紅色汽車往右邊開去。

把視覺輸入分解成許多條平行的資訊，是腦部視覺系統運作的基本方式。現在我們再次來看看視網膜。視網膜第一件工作是偵測光線，並且把亮度壓縮在適合後續處理的範圍內。但是視網膜的重大任務是把視覺影像分成片段，分開的訊息各自代表了運動、顏色、邊緣等特徵。這些資訊真的是分開來的，偵測運動方向的視網膜節細胞並不會告訴腦部那個移動物體的顏色，編碼顏色的細胞並不會傳遞關於是否有邊緣的資訊。

這些分開來的訊息進入腦中不同部位。大部分細胞軸突進入了外側膝狀核，訊息再傳到視覺皮質，不過有些也分流出去，有其他的任務。有些細胞會偵測絕對亮度，把訊號送入腦中調控睡—醒週期（sleep-wake cycle）的中樞，另外有些細胞提供的特殊訊息能夠讓視線維持穩定。但是這些訊息都沒有自動集結起來的樣子，相反的，訊息更進一步地分散到皮質中的簡單細胞與複雜細胞、顳中區的複雜運動偵測細胞等。這些訊息是如何再次「結合」成單一知覺？

對於這個問題，神經科學家安妮・崔斯曼（Anne Treisman）提出可能的答案。初期視覺系統各個分開的部位，似乎都具有視覺影像的輪廓圖譜。V1有圖譜，V2也有類似的圖譜，MT以及顳葉中更高級的部位也是。如果這些區域的輪廓圖譜都連接起來，呈現影像顏色的細胞能夠在標注V1、V2、V3、V4和顳葉臉部辨識區塊中簡單細胞和複雜細胞所具備圖譜的顏色呢？腦中各區域的確彼此連接在一起。

下圖右側的影像是由V1中的邊界促進神經覺集結而成的，有點像是HOG影像。中間的影像可能來自於只強化邊緣的

1 在這一章中我提出了一個問題，而這個作為例子的問題至少有一類解決方式：腦部把片段結合成視覺影像。但那只是物理層次的問題。在腦中，不同的呈現內容多少具備物理性的樣貌，所以你可以想像得出來這些特徵可以聯會在一起，像是神經元彼此交流說：「這些特徵都屬於同一個物體。」我們只要找出聯會的方式即可。

意識、自我，是一個不同順序的問題。我意識的內容只為我所知。這是一個主觀的東西，或者甚至根本不是「東西」？就像季諾的悖論一樣，這只是語言的把戲嗎？我認為不是，因為每個人都可以肯定他們擁有一個。我們不能否認它的存在。但是實際上它仍然是個謎。引自Koch, C. (1982). *Consciousness: Confessions of a romantic reductionist*. Cambridge, MA: MIT Press.

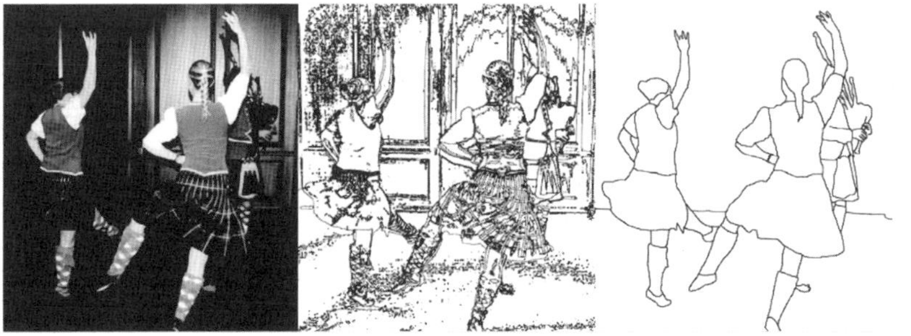

一個神經元，例如位於外側膝狀核或是視網膜中的神經元。第三個影像可能是結合了前兩者，同時呈現了顏色或是灰階（例如來自於視網膜持續細胞的資訊）。如果這三個影像分別是不同腦區呈現出的輪廓圖譜，腦部可能把三個圖譜疊加起來，成為最左邊的照片。【譯注：比對原書，並沒有「第三個影像」的圖。】

德國的吳爾夫・辛格（Wolf Singer）、克里斯朵夫・馮・德・馬斯伯格（Christoph von der Malsburg）等人提出了另一種答案。他們認為呈現不同特徵的神經元只要同步活躍，便可以結合呈現出一個物體的影像。呈現一個物體的神經元可以因為有邊緣促進影像而產生反應，也可以因為色彩分析影像而產生反應。如果這些神經元同時活躍，可能便告知了腦中其他部位，這兩群神經元所呈現的是同一個物體。這個機制是否可行，目前還有爭議。

* * *

另一個相關的問題很有歷史，而且更為艱難：意識是什麼？位在何處？「自我」是什麼？在哪兒？絕大部分的人認為位於頭中央，雙眼後方一點點。這個「自我」的存在能夠解決連結問題嗎？「自我」能夠看到從視網膜傳來的片段訊息，並且拼貼成為原來的單一物體影像嗎？但是柔軟的腦組織怎麼可能產生出一個小人，位於我的頭中，主宰我的小宇宙呢？

不只是我，所有的人都有自己存在的主觀感覺。但是自我存在到底是什麼？位於何處？目前為止，所有人提出的答案都無法讓我滿意。

舉例來說，鼎鼎大名的圖靈測試（Turing test）是用來測試機器是否有意識的方式。你打造出最好的電腦，讓電腦如同人類般思考，接著你找人和電腦以對話交流，如果那個人分辨不出說話的對象是電腦還是由血肉組成的人類，那麼這個電腦就是有意識的。以上是圖靈的看法。我認為圖靈測試像是童話故事中那個衣衫不整的國王。圖靈是傑出的數學家，但是圖靈測試和數學沒有半分關係。**為何**那個理想中的電腦能夠完美模擬就代表具備了意識？那臺電腦依然是一堆矽晶片而已。

赫柏認為我們個人的本體，也就是「自我」，是由所有的細胞群組集結而成，不僅僅是用於知覺的細胞群組，還包括在腦中關於思想、記憶、情緒與其他人類特質的細胞群組，彼此連結而成。這個概念的優點在於至少有具體性，我多少也贊成能夠符合人類經驗的說法。由於現在我們知道腦部各區域特殊的功能，赫柏的模型可以用稍微現代的方式說明。他所說的大型細胞群組，可能就居於小型的特化部位，像是遍布整個皮質的「區塊」，各自有獨特的任務。赫柏已經提出了一個理論，說明視覺是由腦中一連串神經網絡所呈現出來的。

現在我們追蹤視覺知覺產生的過程，已經抵達了顳葉，那裡有對臉部（或對其他類型物體）產生反應的神經元。我們假設這些臉部細胞位於細胞群組中，因為光是一個神經元不可能完成那麼多事情。那麼接下來呢？

當然還有更多的細胞群組。赫柏並不認為在知覺、思想和行動（神經元對肌肉下達產生動作的指令）之間有鮮明的界線，這些都是由彼此重疊的神經網絡所呈現的。下面是他這個概念的圖示。赫柏在墓中可能會對此不安，所以我們姑且稱之為「新赫柏主義」（neo-Hebbian）。

圖中的點代表神經元，線代表由軸突形成的連結。請注意到各自的功能區彼此有重疊之處，例如負責知覺的細胞群組穿入了代表認知的群組。從圖的左往右，我們一開始看到的是皮質視覺的初期階段，V1－V4會對視覺影像進行初步分析。我們比較清楚V1，其中的細胞對於邊緣的指向敏銳，不過也有跡象顯示V1有更複雜的選擇性。前面提到過V1的功用是讓影像「片段化」，讓錯綜複雜的視覺影像分成各個物體。V2的細胞進行更精細的工作，對於指向性邊緣有反應，

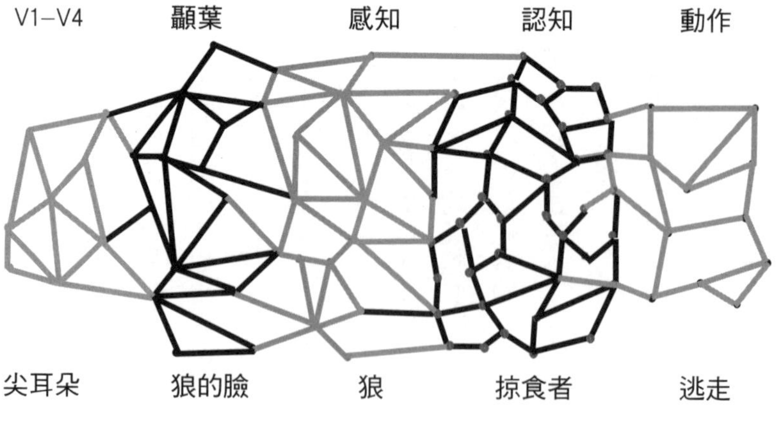

但是不需要知道邊緣的精確位置。V3和V4區域的細胞難以用三言兩語描述，它們具備了各種選擇性，最厲害的實驗科學家也無法對這些區域提出統一的描述。整體而言，顯然V1－V4這些區域中的細胞對於視覺輸入資訊的特徵具有選擇性，這些特徵包括了邊緣、夾角、曲線、顏色，應該也包括了影像中的其他元素與特徵。

網絡中的路徑代表了細胞群組，這些群組是遵守赫柏法則，在感知學習時形成的。路徑可以短，只含有圖中某個多邊形中的一些神經元。也可以大，跨過不同功能區的邊界。整個網絡中的路徑都是可以通行的。V1到V4中的細胞連接到顳葉的視覺區域。要注意到，在主要感覺區和顳葉之間並沒有鮮明的界線。舉例來說，一個細胞群組主要位於顳葉，也可能重疊到位於主要視覺區域的一個或更多個細胞群組。事實上，初期分析的特徵是因為這樣才連結成比較高等的呈現內容。適當的一組原始特徵激發起來後，這些經由學習而形成的連結，會啟動更為普通的知覺，在這個例子中是狼的臉。

細胞群組集結在一起，呈現出抽象的概念，這個概念和感知的內容並沒有緊密的連結。在每個呈現方式中，神經網絡彼此重疊，因為這種重疊，不同面向的概念可以彼此激發出來。大部分「感知」網絡中的神經元，主要連接在同一個網絡中的神經元，但是有些會和其他神經網絡互通「念頭」。因為這種重疊，有些知覺可以引發念頭，事實上知覺也屬於念頭的一部分（因此我們可以想像出感覺）。換句話說，一個念頭也可以引發「知覺」神經網絡的活動，因此讓人回想起感覺。有些「思想」細胞群組重疊到了「動作」群組，讓後者活動，最後身體動起來。

因此，只處理單純視覺特徵的細胞群組涉入了更高階的呈現方式，這種連接是依照赫柏定律，由源自於真實世界的刺激活動所習得。和概念有關的細胞群組，涉入了和真實行動有關的群組，所以我會說，赫柏認為知覺和動作之間，並沒有明確的界線。

當然這只是概略的描述，用來讓赫柏的核心概念更為牢固而已。就如同之前所說的，在這個核心之外，還需要納入最近對於腦部各區域特殊功能的研究結果。在第十三章提到多細胞影像工具讓我們更為深入探索神經元在所在網絡中的活動，那些活動比這裡所描述的有更高的一致性。那種情況也比較符合腦中真實的結構，同時在皮質之間以及皮質與皮質下結構之間，都具有大量的輸送與回饋連結。

我們現在可以用當代神經網絡的語言來看同樣的處

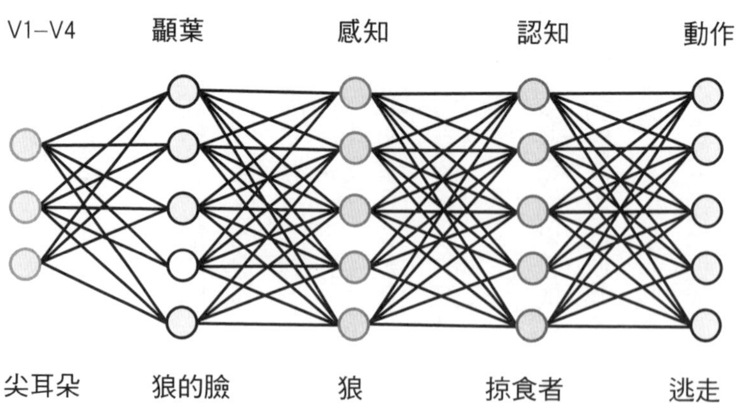

理順序，網絡中連結隨意的程度差不多，同時具有輸入層、隱藏層和輸出層。上頁一樣是抽象的簡化圖，只是用來表現演算法中的一些基礎概念的特徵。

你會認出來這張圖和在頁二〇八那張處理林肯照片的圖有相同的模式，只是在臉部辨識之外，加以擴充，納入了知覺、思考和行動。這個網絡的功能廣泛，能夠對應狼，也能對應其他許多東西，完全取決於在學習過程中哪些突觸受到了強化。就如同赫柏提出的概念，這些層之間也沒有明顯的界線，因為突觸串連的起點與尾端，可以經由經驗而改變，使用的是反向傳播或是其他機制。我們知道腦部神經網絡可以自己當自己的訓練者，也就是進行無監督學習。這個網絡可能用到了強化學習，或是其他目前在研究的其他無監督學習方式。

＊＊＊

我最多就只能說明到概念為止，略去不談其他特殊的細節：從視覺輸入，到一連串可修改神經連結的處理程序，以及細胞群組或神經網絡層級。除了實際利益（我們知道利用這種網絡的電腦能夠做出一些聰明的事情）之外，我們能夠從中了解到什麼？最重要的是這些模型中沒有居於核心的決策者，沒有那個接收與發送訊息的小人。這個模型就和真正的腦部一樣，是由連結構成的網絡。

不過這個想法和一開始所討論、找尋神經組織中的自我本質，那個腦中的「我」之間，有什麼關聯嗎？現在先假定那兩張不同的圖所呈現的觀點是正確的，我們能夠從中找到意識嗎？很遺憾，找不到。事實上，這兩個示意圖呈現出的，完全是行為主義者的模型：感覺造成感知，感知引發思想，思想造成動作。凡此種種在物理上無法分開，即使彼此分散於不同部位，但全都存在於一個神經網絡中，你幾乎可以想成是一連串的反應所構成，如同帕夫洛夫研究的條件反射：看到食物導致想到食物，然後狗就分泌唾液了。這個系統像是可口可樂工廠的裝瓶機器，會執行一連串反應：裝入飲料、封好瓶蓋、貼上標籤，大部分人都不認為這種機器具有意識。

還有更複雜的事情。我們腦部進行的所有運算，顯然並不全都是在有意識中的。數學問題的解答是怎樣來的？你騎摩托車的時候，會一直想「轉彎時要抄內側車道」嗎？您可能會想到這個規則（也可能不會），但是當你在鄉間呼嘯而過時，不會一直想。神經科學界著名的病人H.M.因為進行控制癲癇的外科手術，後來無法產生新的記憶。他可以再三讀一本雜誌，不記得曾經讀過。實際上，他的意識生活在手術那一天就已經結束了，但是他依然能夠學習到一些動作技能，只不過完全無法說明，也不知道他學到了。這個例子再度證明了意識學習和無意識學習之間有所差異。

赫柏並沒有深入思考意識這個問題。他認為意識是由大腦廣泛的活動所形成，來自於許多相位序列的共同活動。克里斯多福・柯霍（Christof Koch）對於意識這個題目，思考了很多，他覺得「意識是生物最基礎與根本的特性」。他也接受這個必然的推論：所有的互動系統都具備了某種程度的知覺能力。這項推論再加上其他看法，引出了動物意識的問題：狗有意識嗎？可能有吧。線蟲有三百零五個神經元，牠有意識嗎？可能只有一點點吧。但是我們該拿水母的神經網絡怎麼辦？有十三萬五千個神經元的果蠅又如何呢？赫柏、柯霍和其他人了解到，哺乳動物只有在分散式大腦系統彼此協調運作時，意識才存在。當控制皮質的主要中樞受到破壞，或是皮質關機時（例如睡眠），意識便消失了。因此每個人都同意，意識需要**依賴**夠大的腦結構才能出現。但是意識位於什麼樣的神經迴路中？這些神經元的哪些活動讓意識出現？你可能會推測有些更高階的相位序列能夠跨越各個神經網絡的邊界，那才是意識所在的位置，所以意識是突現出來的。但是這種「解釋」其實什麼都沒說，只是把舊問題裝到新酒瓶中罷了。或許意識問題本身是語言的陷阱，如同季諾（Zeno）提出的那些悖論。意識可能如柯霍所認為，是屬於物質的一種新的性質，例如質量就是物質的一種性質。但是我們對於意識的直覺並沒有可捉摸之處、可類比的事物、也沒有研究這個問題的立足點，完全是內在主觀的看法，因人因時而異。到頭來我怕意識本身是不可知的。摩爾（G. E. Moore）問同輩哲學家伯特蘭・羅素（Bertrand Russell）：「我看到的紅色和你看到的紅色是一樣的嗎？」就我所知，沒有人能夠給出令人信服的答案。

詞彙解釋

乙醯膽鹼（acetylcholine）：神經系統中廣泛運用的神經傳遞物，用於神經元之間的溝通以及神經元對肌肉的傳訊。

動作電位（action potential）：一個神經元中短暫、全有或全無的電訊號，也稱為「脈衝」（spike）。動作電位會沿著軸突傳遞，從一個神經元傳到另一個神經元。

***α*細胞**（alpha cell）：視網膜節細胞的一種，有獨特的結構和功能。從對於光線的反應，α細胞又分為暫時性開啟細胞與暫時性關閉細胞兩種。

無軸突細胞（amacrine cell）：視網膜中的一種中介神經元。無軸突細胞接收來自雙極細胞與其他無軸突細胞的訊息，並且把訊息輸出給雙極細胞、其他無軸突細胞，以及節細胞。

軸突（axon）：由神經元伸出的細長突起。在大多數的狀況下，細胞本體的訊息會沿著軸突傳遞到連接於下個神經元的突觸。

反向傳播（backpropagation）：當神經網絡得到「教師」的建議之後，會經由反向傳播這種方式調整連結的加權比重。

β細胞（beta cell）：視網膜節細胞的一種，接受域比α細胞小。對於光線的反應，β細胞又分為持續性開啟細胞與持續性關閉細胞兩種。

雙極細胞（bipolar cell）：視網膜中的一種中介神經元。雙極細胞在神經元中負責流通訊息，接收視網膜外層感光細胞的訊息，再把訊息輸出給視網膜內部的無軸突細胞和節細胞。

細胞群組（cell assembly）：腦中因為同時活躍而經由突觸連結在一起的一群神經元。

生理時鐘（circadian clock）：腦中維持身體白天黑夜變化節律的系統，例如讓一天二十四小時中會有醒著和睡著狀態的交替。

複雜細胞（complex cell）：視覺皮質中的一種細胞。複雜細胞對於空間中某個特殊指向的線條或邊緣反應特別敏銳。這個線條或邊緣只要指向正確，可以在細胞接受域中任何位置。

皮質（cortex）：大腦半球的最外層。皮質和皮質下的結構之間以許多軸突彼此連結。對於感覺知覺和更高階的心智功能，皮質是不可或缺的。

樹突（dendrite）：傳統上，樹突是神經元接收訊息的結構，但是現在我們知道有些狀況下，樹突也會傳遞出訊息。樹突是神經元細胞本體伸出的細長結構。

方向敏感細胞（direction-sensitive cell）：這種細胞在接受域中有一個特定方向的移動出現時，便會傳遞出訊息到腦。

多巴胺（dopamine）：腦和視網膜中許多突觸所使用的神經傳遞物。

邊緣強化（edge enhancement）：影像處理技術，能夠讓影像中不同物體的邊緣信號強度增加。

腦電圖（electroencephalogram）：把電極放到腦外部（通常是頭皮上）記錄腦部活動的技術。

電子顯微鏡（electron microscope）：傳統顯微鏡用光照射到樣本上，電子顯微鏡用的是電子。電子的波長比光子短，因此電子顯微鏡的解析度要高於光學顯微鏡。

螢光顯微鏡（fluorescence microscope）：讓樣本發出螢光的顯微鏡技術。用比較強的某種波長的光照射樣本，使得樣本發出另一種波長的光。

赫柏突觸（Hebb synapse）：這種突觸展現出來的行為符合赫柏的推測：突觸前後的神經元如果同時活躍，這個突觸就會受到強化。

海馬迴（hippocampus）：腦部邊緣系統中的一個結構，結構固定而且其中的神經元容易研究，深受實驗科學家的喜愛。

HOG：方向梯度直方圖，這種圖顯示一個影像中各區域的亮度梯度與方向。

水平細胞（horizontal cell）：視網膜外層的中介神經元。水平細胞接收來自桿細胞與錐細胞的訊息，再把訊息回饋給桿細胞與錐細胞，並且傳遞到雙極細胞。

免疫細胞化學（immunocytochemistry）：標定腦部或是其他組織中特定蛋白質位置的方式，需要用到會結合到這種蛋白質的抗體。

外側膝狀核（lateral geniculate nucleus, LGN）：位於下視丘背外側（dorsolateral thalamus）的核狀結構，視覺訊息從視網膜傳到皮質路徑中主要的中繼站。

長期增益（long-term potentiation, LTP）：突觸因為最近的活動而使得強化的狀態持續。

磁振造影（magnetic resonance imaging, MRI）：以電腦產生身體內部組織影像的技術，原理是用電磁波讓身體中的原子核產生磁共振。

摩爾定律（Moore's law）：電腦的運算能力約每十八個月便會增加一倍。

顳中區（MT）：視覺皮質中專門偵測方向運動的部位。

神經元組（neurome）：神經結構中所有的細胞類型。

神經傳遞物（neurotransmitter）：用來讓刺激或是抑制訊號傳遞跨過突觸傳遞的化合物。

光學填充（photofilling）：這種技術是讓能夠擴散的標定化合物進入細胞（包括軸突和樹突），以輻射方式讓這個細胞發光，使得該細胞顯現出來，周圍沒有染色的細胞則看不到。

感光細胞（photoreceptor cells）：視網膜中的桿細胞和錐細胞。這些細胞對於光有反應。

突觸後神經元（postsynaptic neuron）：接收來自突觸訊號的神經元。

接受域（receptive field）：能夠讓某個神經元興奮或是沉寂的感覺區域表面。最原始的定義是空間上的「區域」，最近則把定義範圍擴大，包含其他種類的必要刺激，例如運動敏感、昆蟲偵測等，例如有人會說「方向敏感接受域」。

冗餘性（redundancy）：從資訊理論中借來的詞，原本是描述資訊來源中有重複的訊息。在視覺中，冗餘性的意思是自然景象中某個點的特徵和其周圍的點相同，而非具有不同的特徵。

視網膜節細胞（retinal ganglion cell）：視網膜中的一種神經元，接收來自其他視網膜神經元（雙極細胞與無軸突細胞）的訊息，並把訊息傳到腦部。視網膜節細胞的軸突集合在一起，組成了視神經。

桿細胞與錐細胞（rods and cones）：哺乳動物視網膜中的兩種感光細胞。

簡單細胞（simple cell）：位於皮質的神經元，對於某種指向的線條或邊緣反應最佳。簡單細胞和複雜細胞的差異在於前者需要邊緣落在視網膜中狹長的區域中才會有反應。

脈衝（spike）：見「動作電位」。

持續性細胞（sustained cell）：在感覺系統中，只要刺激持續存在，這種神經元就會持續產生反應。

突觸（synapse）：兩個神經元傳遞訊息用的接點。突觸可以受到刺激或是抑制，可以當名詞也可以當動詞。例如「雙極細胞突觸到視網膜節神經元。」

暫時性細胞（transient cell）：在感覺系統中，在適當的刺激出現時，暫時性細胞會產生反應，但是之後這個刺激持續時，暫時性細胞也不會有反應了。

致謝

我要感謝編輯，首先是值得敬重的貝絲・拉普斯（Beth Raps）與麗莎・蘿絲（Lisa Ross）。我在哈佛出版課程中遇見代表SDP出版社的麗莎（也感謝該出版社），她介紹我認識了貝絲，貝絲大幅改進了本書。每次我覺得寫得很好了，她總能改得更好。基礎書籍出版社（Basic Books）的艾力克・亨尼方針不同。貝絲濃縮文字，艾力克濃縮概念與知覺的意義，他促使我把寫作內容跨出生物學領域之外，讓這本書更有趣。

我要感謝在哈佛大學以及麻省理工學院的同事與我討論了許多內容。他們知道我在寫書，其中有些人讀過其中部分章節。我尊重他們對我開誠布公，而我的規矩則是不會寫到他們尚未發表的研究工作。我也要感謝全世界研究視網膜的科學家，我的朋友與評論者。我還要感謝以下諸人，他們對於各章節提出意見，並且修改了許多錯誤：Judith Ames, Mark Ames, Richard Born, Chinfei Chen, Philip Craven, Don Donderi, Marla Feller, David Ginty, Christopher Harvey, Gabriel Kreiman, Margaret Livingstone, Steven Massey, Peter Sterling, Enrica Strettoi, Uygar Sumbul, Roy Wise, Jeremy Wolfe.

我要特別感謝我的朋友與合作者拉維歐拉（Elio Raviola），他八十五歲了依然在實驗室工作。我要感謝咸諾斯基（Terrence Sejnowski）讓我看他尚未正式出版的書。我也要感謝傑拉德・席亞（Gerald Shea）一開始鼓勵我寫這本書並且給予建議。這本書的格式並未依循一般科普書，我得感謝李文・格林伯格・羅斯坦文學經紀公司（Levine Greenberg Rostan Literary Agency）的吉姆・李文接受這本書。他認為這本書有其優點，並且把我介紹給基礎書籍出版社的上述諸人。

最後我要感謝我的妻子金（Jean），她給予本書深刻的意見，並且體諒我工作增加。但更感謝她成為我的妻子。

科學人文 80

眼見為憑：從眼睛到大腦，從感知到思考，探索「看見」的奧祕

We Know It When We See It: What the Neurobiology of Vision Tells Us About How We Think

作　者—理查・馬斯蘭（Richard Masland）
譯　者—鄧子衿
特約編輯—沈如瑩
主　編—王育涵
資深編輯—張擎
責任企畫—林進韋
封面設計—謝佳穎
內文排版—極翔企業有限公司

總 編 輯—胡金倫
董 事 長—趙政岷
出 版 者—時報文化出版企業股份有限公司
一〇八〇一九台北市萬華區和平西路三段二四〇號七樓
發行專線—（〇二）二三〇六六八四二
讀者服務專線—〇八〇〇二三一七〇五・（〇二）二三〇四七一〇三
讀者服務傳真—（〇二）二三〇二七八四四
郵撥—一九三四四七二四時報文化出版公司
信箱—一〇八九九臺北華江橋郵政第九十九信箱

時報悅讀網—www.readingtimes.com.tw
電子郵件信箱—ctliving@readingtimes.com.tw
人文科學線臉書—http://www.facebook.com/jinbunkagaku
法律顧問—理律法律事務所　陳長文律師、李念祖律師
印　刷—勁達印刷有限公司
初版一刷—二〇二一年五月十四日
定　價—新台幣四〇〇元

時報文化出版公司成立於一九七五年，並於一九九九年股票上櫃公開發行，於二〇〇八年脫離中時集團非屬旺中，以「尊重智慧與創意的文化事業」為信念。

眼見為憑：從眼睛到大腦，從感知到思考，探索「看見」的奧祕／理查・馬斯蘭（Richard Masland）著；鄧子衿譯. -- 初版. -- 臺北市：時報文化出版企業股份有限公司, 2021.05
面；　公分. --（科學人文；80）
譯自：We know it when we see it : what the neurobiology of vision tells us about how we think
ISBN 978-957-13-8858-8（平裝）

1.視覺 2.神經學

416.7　　　　110004717

WE KNOW IT WHEN WE SEE IT: What the Neurobiology of Vision Tells Us About How We Think
by Richard Masland

ISBN 978-957-13-8858-8
Printed in Taiwan